名医与您谈疾病丛书

糖 尿 病

（第三版）

总 主 编 李广智
顾 问 陈灏珠
名誉主编 钱荣立 许曼音 罗邦尧
主 编 向红丁 刘志民 李广智

U0206045

中国医药科技出版社

内 容 提 要

本书是《名医与您谈疾病丛书·糖尿病》的第三版修订，采用病人问、名医答的形式，详细介绍了病人最关心和需要了解的有关糖尿病的医学知识和常识。内容包括糖尿病的基本知识，诊治新概念，运动、饮食、药物和胰岛素、血糖监测和健康教育五驾马车治疗糖尿病的内科疗法，胰岛和胰腺移植的外科治疗，糖尿病急慢性并发症的防治以及特殊糖尿病人群的防治等。内容系统详尽实用，解答权威全面，适合广大群众、糖尿病患者、高危人群及其家属阅读，对医护人员具有参考价值，也是防治糖尿病的科普宣教的好教材。

图书在版编目（CIP）数据

糖尿病 / 向红丁，刘志民，李广智主编. — 3版. — 北京：中国医药科技出版社，2013.7

（名医与您谈疾病丛书）

ISBN 978-7-5067-6023-2

Ⅰ. ①糖… Ⅱ. ①向… ②刘… ③李… Ⅲ. ①糖尿病—防治—习题集 Ⅳ. ①R587.1-44

中国版本图书馆CIP数据核字（2013）第053705号

美术编辑 陈君杞
版式设计 郭小平

出版　中国医药科技出版社
地址　北京市海淀区文慧园北路甲22号
邮编　100082
电话　发行：010-62227427　邮购：010-62236938
网址　www.cmstp.com
规格　$958 \times 650mm^1/_{16}$
印张　$17^1/_2$
字数　202千字
初版　2006年5月第1版
版次　2013年7月第3版
印次　2019年11月第3版第4次印刷
印刷　三河市腾飞印务有限公司
经销　全国各地新华书店
书号　ISBN 978-7-5067-6023-2
定价　35.00元

本社图书如存在印装质量问题请与本社联系调换

《糖尿病》
编委会

出版者的话

随着生活水平的提高，人们对医学保健知识的需求空前高涨，我社紧扣时代脉搏，也加大了对医学科普图书的投入。要想提高全民的健康素质，有效防治疾病，需要加大对疾病和健康知识的宣传、普及和推广工作，使群众了解和掌握相关知识，才能够有效预防疾病的发生和发展，并能有效缓解"看病难，看病贵"的问题。

基于此，我社于2009年出版了《名医与您谈疾病丛书》，第一版丛书共71本，囊括了绝大部分常见疾病。该丛书一经出版，就受到了广大读者的热烈欢迎，许多品种重印多次都不能满足读者需求，致使该丛书一度在医学科普图书中独领风骚。2009年，本丛书获"第七届统战系统出版社优秀图书"奖；丛书总主编李广智2011年荣获"上海大众科技奖·提名奖"；该丛书的6个分册曾连续入选新闻出版总署2010~2011年度、2011~2012年度《农家书屋重点出版物推荐目录》，重印多次，受到读者的一致好评。时隔四年，随着新技术、新概念的不断进展，许多观念也在不断更新，本丛书有必要与时俱进地进行改版补充和修订。

本次修订，从第一版中挑选了销量最好的前23本，就国内外最新进展和指南做了补充和更新，特别新加了一些患者最常问的问题和解答。本次再版的分册分别为：《高血压》、《痛风》、《高脂血症》、《类风湿关节炎》、《前列腺疾病》、《妇科炎症》、《腰椎间盘突出症》、《颈肩腰腿痛》、《脂肪肝》、《脑卒中》、《肾炎》、《胆囊炎与胆石症》、《乙型肝炎》、《乳腺疾病》、《甲状腺功能亢进症》、《银屑病》、《癫痫》、《尿路感染》、《抑郁症》、《焦虑障碍》、《冠心病》、《糖尿病》、《老年性痴呆》。考虑到目前心理卫生方面频发的问题和疾患，我们又加了《强迫症》和《精神分裂症》两本书一起出版，共25本。

本次修订，还是沿用了读者问、名医答的形式，对25种常见疾病、综合征或重要症状的病因、临床表现、诊断、治疗、预防保健等问题，做了尽可能详细而通俗的阐述；并特别选答在临床诊疗中患者询问医师最多的问题，为读者提供实用全面的防治疾病知识。它既适用于患者及其家属全面了解疾病，也可供医务工作者向病人介绍其病情和解释防治措施。

为大众的健康事业做好宣传普及推广工作是我社义不容辞的光荣职责，希望本丛书的再版，能够受到广大患者和家属的欢迎。

中国医药科技出版社

2013年5月

再版前言

糖尿病是一种常见的内分泌代谢疾病，随着生活方式的改变和老龄化进程的加速，我国糖尿病的患病率正在呈快速上升趋势，成为继心脑血管疾病、肿瘤之后的另一个严重危害人民健康的重要慢性非传染性疾病。它的急、慢性并发症，尤其是慢性并发症累及多个器官，致残、致死率高，严重影响患者的身心健康，并给个人、家庭和社会带来沉重的负担。值得注意的是，我国糖尿病患者的检出率、知晓率和控制率均较低，科学防治知识尚未普及，疾病的管理水平与卫生服务需求尚存在较大差距。

为了有效防治糖尿病，我们组织了国内著名的糖尿病专家向全社会介绍并普及糖尿病的起因、危害、预防、治疗和饮食起居等人们所关心的知识。本书以通俗易懂的语言向读者做了全面的介绍，也充实了糖尿病防治的新观点。为了方便读者与作者沟通，特设名医简介作为附录。

本书适用于各级医疗护理、营养、糖尿病教育、卫生管理等专业人员，对糖尿病患者和普通读者也有裨益，第一版问世后受到各方面好评。另外，近年来有关糖尿病的诊断治疗的新进展不断涌现，为了更好的宣传防治糖尿病的知识，编写者决定再版，以满足广大读者的需求。在编写过程中，得到了许多糖尿病专家的大力支持，使之更具权威性、可读性、实用性。我们衷心希望本书能够提高全社会对糖尿病的认知水平，从而有效预防和控制糖尿病，提高患者的生活质量。

刘志民

2013 年 2 月

糖尿病不可怕
可怕的是它的并发症

20世纪初胰岛素问世之前，糖尿病像妖魔一样，成批地夺走人们的生命。

由于血糖水平无法控制，病人长期处在严重高血糖状态，在这种情况下，病人极易发生各种急性并发症和各种严重感染性疾病，这种情况一旦发生，常常危及生命，20世纪20年代以前，约一半的糖尿病患者直接死于酮症酸中毒。

胰岛素问世之前，糖尿病病人患病后平均生存时间只有4.9年。

1922年，加拿大医生班廷第一次使用从牛胰腺中提取的胰岛素治疗糖尿病获得成功。此后胰岛素广泛运用于临床，糖尿病已不再是死亡的代名词。

目前，治疗糖尿病除了胰岛素以外还有各种口服降糖药物，如磺脲类、双胍类、α葡萄糖苷酶抑制剂、胰岛素增敏剂和餐时血糖调节剂。这些口服降糖药"八仙过海，各显神通"，都能有效地降低血糖，但不能根治，因此人类征服糖尿病还很遥远。糖尿病控制不佳，会给患者带来各种合并症，如发生冠心病、脑卒中的可能性增加3倍，下肢截肢的危险性增加10倍，尿毒症的机会增加17倍，双目失明增加25倍。这些并发症是糖尿病人致残和损寿的主要原因，糖尿病并发症给社会和家庭带来了沉重的负担。所以近年来人们说，糖尿病不可怕，可怕的是它的并发症。

糖尿病并发症产生得早，而且早期毫无知觉。甚至在罹患糖尿病之前，即在糖尿病前期——糖耐量减低（IGT）时就已产生。一到诊断为糖尿病时，大多患者已经产生了不同程度的并发症。

糖尿病的急性并发症——酮症酸中毒、高渗性非酮症糖尿病昏迷和乳酸性酸中毒虽然可致死亡，但如前述是可以预防的。问题是糖尿病慢性并发症几乎可累及全身的所有脏器。有人将其最主要的并发症归纳为 4 个英文字母：NONC（即取 4 个主要并发症的第一个英文字母）。即：肾病（nephropathy）、眼病（ophthalmopathy）、神经病变（neuropathy）、心血管病变（cardiovascular）。

慢性并发症（主要是血管并发症）是目前糖尿病病人致死、致残的重要原因。据世界卫生组织糖尿病有关专家统计，75.67% 的糖尿病病人死于慢性并发症；糖尿病病死率仅次于心脑血管病、肿瘤，高居所有疾病致死的第三位。

出现以下症状首先考虑糖尿病的可能：①多尿、多饮、多食，体重反而下降，全身无力。②经久不愈的皮肤溃疡，长疱长疖，且反复发生，对抗生素治疗效果不佳，伤口长期不愈。③反复尿路感染，抗感染治疗效果不佳。④新发现的肺结核，经系统的抗痨治疗无效，有时病灶反而扩大。⑤顽固性腹泻，经久不愈者。⑥皮肤瘙痒，或会阴瘙痒，排除其他病因者。⑦有分娩巨大婴儿史（婴儿体重超过 4 公斤），或反复流产、宫内死胎者。⑧不明原因的双下肢发麻、烧灼感或踏空感，并伴有痛、温觉障碍者。⑨40 岁左右发生白内障、冠心病、脑梗死者。⑩间歇性跛行，肢体疼痛，走路加重，严重者肢端发紫。

有上述现象者，应提高警惕，及时就医。需验血尿糖（包括空腹血糖或餐后 2 小时血糖），必要时做葡萄糖耐量试验。有条件的话，45 岁以上的人，最好每年要定期体检，并定期测血糖、血压等。

既然糖尿病并发症对人类威胁这么大，我们能否预防和延缓糖尿病并发症的发生呢？

要预防糖尿病并发症，首先要预防糖尿病。卫生部已制定防治糖尿病的规划。

初级预防就是避免糖尿病发生。通过宣传科学知识，让人民群众了解糖尿病的危害及发病因素，保持合理、科学的生活方式，避免促使糖尿病发病的生活方式，如高热能饮食、肥胖、吸烟、大量饮酒等；使容易患糖尿病的人不患糖尿病。

二级预防就是通过对高危人群的调查，争取早期发现、早期诊断、早期治疗。对已诊断的糖尿病患者，通过积极、正确的治疗，阻止糖尿病的发展，预防并发症。

对已诊断的糖尿病病人严格控制血糖，尽可能将空腹血糖控制在 4.4 ~ 6.1 毫摩尔 / 升，餐后 2 小时血糖控制在 4.4 ~ 8.0 毫摩尔 / 升，也就是平时常说的治必达标。采取饮食、运动、药物治疗、血糖自我监测和糖尿病健康教育等"五驾马车"综合治疗。特别强调的是：要同时严格控制血糖、血压和血脂。

糖尿病治疗的目的是防止和延缓并发症的发生与发展。控制了高血糖可以降低急性并发症的发生。对于糖尿病的各种并发症来说，仅仅降低血糖是不够的。

1998 年公布的英国糖尿病前瞻性研究，在英国的 23 个中心 5 102 名 2 型糖尿病病人中进行严格控制血糖、严格控制血压与一般控制血糖、血压相比较，以了解哪一种方法对降低并发症更有效。该研究历时 20 年。结果表明，强化组（严格控制血糖、血压）较一般控制血糖、血压组，总的糖尿病并发症减少了 12%，心肌梗死减少 16%，糖尿病视网膜病变减少了 21%。

血压严格控制组和一般组比较，总的死亡率减少了 32%，脑卒中减少 44%，心功能衰竭减少 56%，眼底病变减少 34%。

结果提示，严格控制血糖，肯定能降低微血管病变，而严格控制血压，可以在进一步改善微血管病变的同时，明显地降低大血管病变的风险。这个结果还告诉我们，在 2 型糖尿病中仅仅控制血糖是不够的，必须同时严格控制血压，才能有效地防止微血管和大血管病变。最近更多的研究结果证实，为了达到防止和延缓并发症的发生与发展的目的，应该十分强调多种危险因素的控制，例如在 2

型糖尿病中除了严格控制血糖、血压水平之外，还应该采取严格控制血脂水平、严格控制体重及改善血黏度，以及戒烟等措施，以进一步降低大血管病变的风险。

至于三级预防则是对糖尿病已有合并症的病人，积极地治疗并发症，以改善病人的预后和生活质量，减少伤残和死亡。

为了宣传普及对糖尿病的防病治病意识，上海《家庭用药》杂志副主编李广智先生，热心采访了北京、上海、广东、天津等地的糖尿病专家，根据访谈内容，整理汇编了本书，本文即是其中的一章。我作为一名多年从事糖尿病临床防治工作的医生，面对我国随着经济发展而日益增多的糖尿病病人，非常支持本书向社会宣传糖尿病防治知识的宗旨，衷心希望读者通过本书了解糖尿病防治知识，掌握防病治病的主动权。

北京大学第一医院内科教授
北京大学糖尿病中心名誉主任
中华医学会糖尿病学会名誉主任委员　　钱荣立
《中华糖尿病杂志》总编辑

世界面临糖尿病灾难
中国面临糖尿病高发

2003年在巴黎召开的国际糖尿病联盟（IDF）大会上，糖尿病专家告诫说，目前全世界有患糖尿病危险的人超过3亿，糖尿病对某些饱经忧患国家经济的影响有可能超过AIDS流行。

英国威尔士大学临床流行病学教授Rhys说："在某些糖尿病发病率较高的国家，糖尿病对国民经济的影响已经超过AIDS。"

糖尿病Atlas报告估计，到2025年全世界直接用于治疗糖尿病的总费用将高达2130亿～3960亿美元。如果这一预言正确无误，则到2025年，糖尿病患病人数将从现在的1.94亿升至3.33亿。

现有资料表明，与其他从穷到富的发展中国家一样，我国糖尿病病人的数量正在以惊人的速度急剧增多。据估计，目前我国1型糖尿病病人已达400万人，2型糖尿病病人已近4000万人。世界上糖尿病最多的国家是印度，第二位就是中国，美国位居第三。中国糖尿病病人总数超过美国和欧洲糖尿病病人的总和。细算起来，每年我国糖尿病病人至少增加100万～200万，每天至少增加3000～4000人。说我国糖尿病正处于暴发性流行时期，一点儿都不夸张。

我国糖尿病发病情况有5个特点：病人多，2型多，后备军多，年轻化，不平衡。

1. 1型糖尿病和2型糖尿病患病人数与日俱增。

2. 糖尿病病人中以2型糖尿病为主，比例高达90%以上。

3. 大量血糖升高者存在。有时病人到医生那里做检查，医生告诉他说："你的血糖不正常，但不是糖尿病"。弄的病人莫名其妙，忐忑不安。其实这就是糖尿病的前期阶段——糖耐量受损（IGT），这种人得糖尿病的危险比血糖正常的人大得多，他们就是糖尿病病人的后备军。遗憾的是这种人在我国是"大有人在"。1996 年全国糖尿病流行病调查结果发现，除了糖尿病患病率已经达到 3.21% 的水平以外，还有 4.76% 的被调查者目前是糖耐量受损，他们是糖尿病病人的后备军。这样看，全国血糖不正常者比例接近 8%，总人数已接近 1 亿，这是一个多么吓人的数字！

4. 发病年龄的年轻化。如果你解剖一个家族，有一种现象十分普遍，一个家族中如果 3 代都有糖尿病，那么祖父祖母可能 60 ~ 70 岁得病，父母可能是 40 ~ 50 岁得病，到了子女这一代，可能 20 ~ 30 岁就得上糖尿病了。不仅如此，最近这些年，2 型糖尿病的队伍中有了儿童的身影。

5. 最后一个特点是糖尿病发病情况不平衡。不同省份相差悬殊，同一地区也可差别巨大。一般而言，城市比农村高，城市化程度越高糖尿病患者越多，富裕地区糖尿病患者远多于贫困地区。在北京等一些大城市的城乡结合部，糖尿病病人人数后来居上，大有抢夺"糖尿病状元"之虞。

糖尿病爆发的原因，可以用这句话来概括：节约基因惹的祸，环境因素做帮凶。

先谈谈节约基因。我们常说，糖尿病的病根有两个，一个是遗传病根，另一个是环境病根。确实不错，糖尿病是遗传的。一个家族中有几个糖尿病病人的机会普遍存在。那么糖尿病遗传的是什么呢？当然不是糖尿病本身，而是容易得糖尿病的体质，或者说容易得糖尿病的基因类型。1 型糖尿病的基因目前已经比较明确，关键性基因大概有十几个。对于 2 型糖尿病来说，这些基因类型还远远没有搞清楚，所以有人就把这类造成 2 型糖尿病的基因统称为"节约基因"，这种基因使人具有"积攒能量，以备荒年"的能力。为了适应饥寒交迫的生活环境，在贫困国家以及富裕国家中的贫困民族居民的体内，逐渐产生一种"节约基因"，有这种基因的人在能得到食品的时候，善于把热量积攒起来，以便将来饥饿之时能躲过一劫，不至于被饿死。结果在饥荒来临之时，缺乏这种基因的人就容易被饿死，有这种基因的人就可以幸免于难，得以存活。由于适者生存的道理，久而久之，贫困国家或贫困人群中能够存活下来的人多半都具有"节约基因"。可以说，在贫困时期，具备"节约基因"是一件好事，使个体得以生存，种族得以延续。在那个时期，自然对人类进行着第一次淘汰，让那些没有"节约基因"的人被饿死。但到了不愁温饱的时候，"节约基因"又从好事变成了坏事，使人还没吃几天饱饭就发胖，就产生高血压和血脂异常，容易得糖尿病、冠心病和脑卒中。到这会儿，自然又对人类进行第二次淘汰，这回淘汰的是"节约基因"丰富的人，让他们得上现代病，残废或者过早死亡。这个事实说明一个道理，那就是生活水平必须和基因类型相适应，否则人就活不好，甚至就活不了。但是遗传基因变化甚慢，基因的改变往往需要几代的时间，而生活的改变则可在数年中发生。当生活模式发生剧变之时，遗传基因的变化往往赶不上生活水平的变化。因此生活水平的变化超过遗传基因变化的速度之时，也就是糖尿病暴发性流行之日。这就是糖尿病遗传因素的意义。

再说说环境因素。当然，光有遗传因素还不成，还得有环境因素。遗传因素是内因，环境因素是外因，外因通过内因而起作用。这就像光有种子，没有合适的温度、水分和土壤，种子也不能发芽一样。导致1型糖尿病的环境因素可能有病毒或毒物感染等等；而导致2型糖尿病的环境因素则包括肥胖、体力活动过少和紧张焦虑等等。要说基因，那可不是一年半载就能形成的，那是数百年上千年逐渐积淀的结果。而我国糖尿病病人剧增的现象，是近20年才出现的。为什么20年会有如此巨大的变化呢？究其原因，我想包括以下几条：

1. 经济状况迅速改变。原来中国人比较贫困，多数人仅处于温饱状态，体形也比较瘦。那时候，你不想控制饮食行吗？每月就那么几两肉、几两油，剩下的就是那么干巴巴的 30 来斤粮食。那时候人们可不得糖尿病，得的是浮肿和肝炎。随着我国经济水平迅速提高，多数人可以随意吃喝，甚至是想吃什么就吃什么，这就给肥胖和糖尿病提供了物质基础。

2. 老龄化倾向。据研究，随着年龄的增高，糖尿病的患病率显著上升，人们管这种现象叫"增龄效应"。目前，我国人均寿命正在逐步增高，已经比解放初的 40 岁上下几乎翻了一番。

如果一个国家 60 岁以上的人超过 10%，或 65 岁以上的人超过 7%，那这个国家就进入老龄化国家。我国在 2000 年就已经进入老龄化社会了。糖尿病的发病年龄固然有年轻化趋势，但毕竟还是老年人容易得；而且即使是青年得病，糖尿病也不会一下置人于死地，总会带着疾病进入老年。所以老年人多，糖尿病病人数目就增长，这也是可以想像的。

3. 对糖尿病的警惕性及糖尿病的检测手段的提高。现在诊断糖尿病是十分容易的事，甚至可以凭一滴血而查出糖尿病。所以说，现在只有想不到糖尿病，没有查不出糖尿病的。这也使糖尿病的发现率有所提高。

4. 生活模式的不科学、不健康。现在我国人民生活水平正在迅速提高，但自我保健意识和保健知识并没有随之提高，而显得相对匮乏。生活模式不科学、不健康者大有人在。首先是对糖尿病无知，为无知而付出代价。其次就是大吃大喝、热量摄取过多。第三是体力活动太少，有道是"上楼坐电梯，出门就打的，整天看电视，少动多休息"，那能不胖吗？最后是生活节奏快，长期处于紧张焦虑状态的情况比较普遍，这也能促使糖尿病的发生。

需提请注意的是，糖尿病还有其"促发剂"，能加速糖尿病的来临。如大量的甜食和劳累、感染等其他应激状态。吃甜食本身倒不会引起糖尿病，但到了糖尿病已经"万事俱备"之时，大量甜食可能就是那个"东风"了，会使已经疲惫不堪的胰岛像一匹累垮了的马一样不再工作，血糖一下就升到了诊断糖尿病的水平。糖尿病的促发因素还包括紧张、劳累、精神刺激、感染、外伤、手术、分娩、其他重大疾病，以及使用升高血糖的药物等等。这些都是引发2型糖尿病的诱因。由于上述诱因，患者的胰岛素分泌能力下降，身体对胰岛素的敏感性降低，最后是血糖升高，变成了糖尿病病人。

到目前为止，我们虽无法控制人体的遗传基因，但却能够对环境因素进行干预，以降低糖尿病的发病率。从引起糖尿病的环境因素分析，生活水平提高、平均寿命延长和医疗条件改善都是我们追求的目标，我们无法用降低生活水平、缩短平均寿命和恶化医疗条件的方法来预防糖尿病的发生，我们所能做的就是改变不健康不科学的生活模式。为此，我国著名医药学科普杂志《家庭用药》杂志的副主编李广智先生多次采访了我和北京、上海、广东、天津等全国各地的糖尿病专家，并汇编了本书，提请人们注意防范糖尿病，无病防病、有病早治。我作为本书的第一主编，乐于作序并推荐此书。

向红丁

目 录
Contents

第一章 糖尿病概说

第二章　五驾马车治疗糖尿病

第三章　胰岛移植与胰腺移植

第四章 糖尿病急性并发症的防治

第五章　糖尿病慢性并发症的防治

第六章　特殊糖尿病人群的防治

第七章　糖尿病的中医治疗

第八章　胰岛素抵抗和代谢综合征

第九章　相关链接

第一章 糖尿病概说

糖尿病的基本知识

——翁建平教授与您谈

糖尿病患者在就诊时，常常向医生问这问那。如果时间允许，医生都会一一解答。但是病人有时记不住；有时医生工作繁忙，无法非常详细地解答病人的问题。为此，笔者有幸走访了著名的糖尿病专家翁建平教授，由他为大家解答有关糖尿病的基本知识。

什么是糖类?

糖类也称碳水化合物，是由碳、氢、氧三种元素组成的一类化合物，是人类能量的主要来源，人类膳食中约 40% ~ 80% 的能量来源于碳水化合物。

一般糖类可以分为 4 类：单糖、双糖、寡糖和多糖。与人类密切相关的单糖主要为葡萄糖、果糖和半乳糖；双糖是由两分子单糖缩合而成，主要有蔗糖、乳糖和麦芽糖等；寡糖是指由 3 ~ 10 个单糖构成的小分子多糖，与人类相关的寡糖主要有棉子糖和水苏糖；多糖是 10 个以上单糖组成的大分子糖，主要有糖原、淀粉及膳食纤维。

什么是血糖, 一天中血糖是怎样变化的?

血液中的葡萄糖被称为血糖，多数临床医师提到的血糖实际上是指血液中的葡萄糖浓度。

正常人一天中血糖波动很小，空腹时一般血糖多为 3.9 ~ 6.1 毫摩尔 / 升（70 ~ 110 毫克 / 分升，葡萄糖氧化酶法）；而糖负荷后血糖略有波动，但一般不超过 9.99 毫摩尔 / 升（180 毫克 / 分升）。人体的这种对糖负荷的耐受能力称为耐糖现象或葡萄糖耐量。

人体是怎样调节血糖的？

正常人体内血糖的稳定是依靠糖的来源和去路的动态平衡及精细的糖代谢调节机制来实现的。

血糖的来源有：①食物中的碳水化合物的消化吸收，这是血糖的主要来源。②肝糖原的分解，这是空腹血糖的直接来源。③非糖物质通过糖异生作用转变为葡萄糖，这是饥饿时血糖的主要来源。

血糖的去路有：①在体内各个组织中氧化分解，以提供能量，这是血糖的主要去路。②在肝脏及肌肉中合成糖原，这是糖的储存形式。③转变为其他物质，如脂肪、非必需氨基酸、核苷酸等。

肝脏是调节血糖的主要器官，当血糖升高时，肝细胞通过合成肝糖原来降低血糖，而当血糖降低时，通过肝糖原的分解及糖异生来维持血糖的恒定。

体内血糖的调节主要依靠激素，可以分为降糖激素和升糖激素，前者主要是胰岛素，后者包括胰高血糖素、糖皮质激素、生长激素等。降糖激素是通过活化其靶器官或组织促进血糖去路增加和减少血糖的来源起作用的；升糖激素则相反，促进血糖的来源和抑制血糖的去路。

降糖激素和升糖激素的相互配合，通过神经反馈的机制，共同维持血糖的稳定。

什么是胰岛?

1869 年德国柏林的医师 Paul Langerhans 在对胰腺进行研究时发现，在胰腺外分泌组织包绕之中有一群细胞团块。20 余年后，人们将这些位于胰腺外分泌腺中间的像孤岛一样的细胞团称为 Langerhans 胰岛，简称胰岛。通过不断的研究，人们发现胰岛是由几种细胞共同组成的，其中至少包括 α、β、D、PP 细胞，他们分别分泌胰高血糖素、胰岛素、生长抑素和胰腺多肽，而且这些激素的分泌及作用之间有相互调节、相互影响的作用，因此胰岛是体内控制血糖稳定的一个整体。

什么是胰岛素?

在胰岛被发现不久，Vonmering 和 Minkowski 通过实验发现胰腺具有内分泌功能，1894 年，Laguesse 推断胰腺的内分泌功能是由胰岛来完成的。1921 年，Banting 及 Macleod 一起发现了胰岛可以分泌胰岛素，而胰岛素可以降低血糖来治疗糖尿病。1955 年，Sanger 确定了胰岛素的一级氨基酸序列。1959 年，Yalow 和 Berson 发展了胰岛素的放射免疫测定方法。1970 年，Hodgkin 应用 X 线衍射技术，确定了胰岛素的三维结构。1979 年 Bell 克隆了胰岛素基因。1982 年基因工程制造的人胰岛素进入大规模的工业化生产。

什么是C-肽?

胰岛素是由胰岛 β 细胞分泌的具有重要代谢调节作用的肽类激素，尤其对体内葡萄糖代谢调节具有十分重要的作用。胰岛素的一级结构是由两条以二硫键相连的肽链组成。A 链与 B 链之间由 2 个二硫键相连。A、B 链之间的 31 个氨基酸在 β 细胞的高尔基体内被切下来，称为 C 肽。

胰岛素是从胰岛素原分解而来的，每生成一个胰岛素分子，就同时放出一个分子的 C- 肽。C- 肽与胰岛素是等分子释放的，测定 C- 肽的量就反映胰岛素的水平，这是 C- 肽的第一个特点。

其次 C- 肽分子比胰岛素稳定，在体内保存的时间比较长，这对测定胰岛功能来说较为有利。

更重要的是 C- 肽的分子与胰岛素相差甚远，注射胰岛素的病人没法测自身产生的胰岛素水平，但是测定 C- 肽就不受注射胰岛素与否的影响。所以说 C- 肽是反映自身胰岛素分泌能力的一个良好指标，对于鉴别糖尿病患者是 1 型糖尿病（胰岛素依赖型糖尿病）还是 2 型糖尿病有所帮助。

什么是胰岛素受体？

胰岛素是通过体内其作用的靶细胞膜上的胰岛素受体来起作用的，胰岛素受体是一种跨细胞膜的糖蛋白，由 2 个 α 亚基和 2 个 β 亚基通过二硫键相连而形成的 βααβ 异四聚体，α 亚基位于细胞膜外，含有胰岛素结合位点，β 亚基含有较小的细胞外段，以二硫键与 α 亚基相连，而其细胞内段具有酪氨酸蛋白激酶活性，当胰岛素与胰岛素受体的 α 亚基结合后，激活酪氨酸蛋白激酶，使其自身磷酸化，再引起细胞内其他下游物质的酪氨酸磷酸化，导致进一步的生物学效应。

通俗地讲，胰岛素受体是一种糖和蛋白质结合的产物，位于胰岛素靶细胞，如肝细胞、肌肉细胞和脂肪细胞的膜上。胰岛素能与其受体结合，使这些细胞发生结构和功能上的改变，细胞外的葡萄糖、氨基酸等营养物质也容易进入细胞，而且细胞内的酶等活性物质也被激活，从而调节了糖、脂肪、蛋白质、核糖核酸等重要物质的合成与代谢。胰岛素受体的数量和亲和力正常是胰岛素发挥降糖作用的先决条件，如果胰岛素受体数量减少，或其亲和力下降，都会引起血糖的升高。

什么是糖化血红蛋白，为什么糖化血红蛋白也是诊断糖尿病的重要指标？

血糖测定的影响因素很多，如饮食种类、进食量、运动量、精神因素等，且测得的血糖值是瞬时血糖，只能反映当时的血糖情况。而测得糖化血红蛋白就可以避免这些问题。血糖升高后，葡萄糖与红细胞内的血红蛋白结合，形成糖化血红蛋白。由于红细胞在血循环中的寿命约为 120 天，已经形成的糖化血红蛋白要等到此红细胞死亡后才随之破坏，因此糖化血红蛋白测定可反映取血前 4 ~ 12 周体内血糖的平均水平，以补空腹血糖只反映瞬时血糖值之不足，成为糖尿病控制情况的监测指标之一。所以糖化血红蛋白是长期监测血糖的有效指标。正常人的糖化血红蛋白值为 4% ~ 6%，升高 1% 表示平均血糖值升高 1.6 毫摩尔 / 升，糖化血红蛋白的控制目标是 7% 以下。

糖化血红蛋白和血糖可同时作为糖尿病的筛选试验，但不能取代糖耐量试验，不能单独用作糖尿病的诊断指标。因为许多因素可影响糖化血红蛋白的浓度，如尿毒症中的氨基甲酰化、溶血性贫血（红细胞寿命缩短）、某些测定方法（电泳法，离子交换层析）。

什么是肾糖阈？

葡萄糖从肾小球滤出后，在肾近曲小管被主动重吸收，但葡萄糖的重吸收是有限的，其最大限度即为肾脏的葡萄糖阈值（肾糖阈）。换句话说，肾糖阈是指尿液中刚刚出现糖分时的血糖水平，也可以说是肾脏能够完全留住糖分使之不致外流的最高血糖值。正常肾糖阈应不低于9毫摩尔/升（160毫克/分升），也不高于10毫摩尔/升（180毫克/分升）。也就是说肾糖阈正常者血糖达到9～10毫摩尔/升时，尿中开始出现糖分。血糖低于9毫摩尔/升尿里就出现糖分的情况叫做肾糖阈低减。

肾糖阈值存在个体差异，受多种因素的影响（如肾功能、钠离子和氯离子重吸收能力等），其变化可引起尿糖排出量的变化。如年轻起病成人型糖尿病患者在血糖正常时即可出现尿糖，原因是其致病基因 HNF-1α 突变可通过改变肾小管钠－葡萄糖协同转运子的表达，使肾脏重吸收葡萄糖能力下降，降低肾糖阈。某些妊娠妇女和儿童的肾糖阈值降低，在正常血糖浓度时也会有尿糖出现。尿糖阴性不能区分低血糖、正常血糖还是轻度高血糖。此外还有不少假性糖尿（进食过量半乳糖、果糖等）。因此，用尿糖来评估血糖控制情况有时并不真实，但在排除影响肾糖阈的各种因素后，尿糖可大致代表血糖水平。

什么是1型糖尿病胰岛素治疗后的蜜月现象？

一部分1型糖尿病患者在应用胰岛素治疗后一段时间内病情部分或完全缓解，胰岛素剂量减少或可以完全停用，称为糖尿病蜜月期，但缓解是暂时的，其持续时间自数周至数月不等，一般不超过1年。蜜月期发生的机制未完全明了，推测与患者残存胰岛功能自发恢复有关。

什么是黎明现象，什么是苏木杰反应？

两者是糖尿病患者使用胰岛素过程中出现清晨高血糖的原因，黎明现象是患者夜间血糖控制良好，亦无低血糖发生，仅于黎明一段时间出现高血糖，其机制为皮质醇、生长激素等胰岛素拮抗激素分泌增多所致；苏木杰反应表现为患者在夜间曾有低血糖，但因在睡眠中未被察觉，继而发生低血糖后的反应性高血糖。夜间多次（0、2、4、6、8时）血糖测定，有助于鉴别清晨高血糖的原因。

糖尿病诊治新概念
——纪立农教授与您谈

近年来，在糖尿病领域，不但患病率明显增加，而且其临床表现也在发生变化，诊治概念也在变迁。纪立农教授就糖尿病的分型、病因、症状及预防进行了精辟的阐述。

糖尿病的诊断指标如何？

糖尿病的诊断指标在几年前已经得到修正，新的糖尿病的诊断指标如下。

1. 有典型糖尿病症状（多尿、多饮和不能解释的体重下降）者，任意血糖≥ 11.1 毫摩尔 / 升（200 毫克 / 分升）。

2. 空腹血糖（FPG）≥ 7.0 毫摩尔 / 升（126 毫克 / 分升）。

3. 口服糖耐量试验（OGTT）中 2 小时血糖≥ 11.1 毫摩尔 / 升（200 毫克 / 分升）。

以上指标出现其中任意一项即可诊断。

如空腹血糖＜ 5.6 毫摩尔 / 升（100 毫克 / 分升），糖耐量试验中 2 小时血糖＜ 7.8 毫摩尔 / 升（140 毫克 / 分升）属正常。

注意：口服糖耐量试验中 2 小时血糖不是餐后血糖（如吃馒头后），而是特指在口服了 75 克葡萄糖后 2 小时的血糖值。

此外，在血糖水平正常和糖尿病之间还有两种不正常状态，也叫糖尿病前期。

1. 糖耐量受损（IGT）：指口服葡萄糖糖耐量试验中 2 小时血糖大于 7.8 毫摩尔 / 升（140 毫克 / 分升），但小于 11.1 毫摩尔 / 升（200 毫克 / 分升）。

2. 空腹血糖受损（IFG）：指空腹血糖大于等于 5.6 毫摩尔 / 升（100 毫克 / 分升），但小于 7.0 毫摩尔 / 升（126 毫克 / 分升）。

修订后的糖尿病诊断指标有哪些意义？

首先，新诊断指标主要修改点是降低了原空腹血糖的诊断水平，从原来的 7.8 毫摩尔 / 升（140 毫克 / 分升）改为现在的 7 毫摩尔 / 升（126 毫克 / 分升）。主要是根据流行病的研究发现当空腹血糖为 7 毫摩尔 / 升（126 毫克 / 分升）时，发生糖尿病并发症的危险性就会明显增加。其次，新增加了 IFG，与 IGT 不一样，前者表示空腹血糖异常，后者则表示餐后（服糖后）血糖异常。这两种糖尿病前期状态的意义是有 IGT 或 IFG 的个体发生糖尿病的危险性增高并且还容易有高血压、血脂紊乱等伴随情况，比血糖正常的人更易发生心血管疾病。

人群中以单独 IGT 者最为多见。年龄越大，出现 IGT 和餐后高血糖的可能性就越大。因此在年龄较大（＞40 岁）者，除了要查空腹血糖外，还应检查餐后 2 小时血糖来早期发现糖尿病。

哪些人应注意复查空腹血糖（FPG）或糖耐量试验（OGTT）？

属于糖尿病高危人群者，FPG 正常者应每年复查 FPG 或每 3 年复查一次 OGTT。下列情况应同时查 FPG 和 OGTT，如果只查空腹血糖，可能会有一些空腹血糖正常但餐后血糖增高的人被漏诊。

①IGT 或 IFG。②肥胖（超重 20% 或体重指数 ≥ 27）。③一级亲属中有糖尿病者。④有妊娠糖尿病或分娩巨大婴儿（＞4 千

克）史者。⑤有高血压，BP ≥ 140/90 毫米汞柱。⑥高密度脂蛋白（HDL）≤ 0.91 毫摩尔 / 升（35 毫克 / 分升），甘油三酯（TG）＞ 2.83 毫摩尔 / 升（250 毫克 / 分升）。⑦年龄＞ 45 岁。⑧常服用某些药物者如皮质醇激素、利尿剂等。

糖尿病分几型？

1997 年美国糖尿病学会（ADA）和 1999 年 WHO 糖尿病分类中将糖尿病分为 1 型糖尿病（T_1DM）、2 型糖尿病（T_2DM）、特殊类型糖尿病及妊娠糖尿病 4 大类。其中 T_1DM 及特殊类型糖尿病又各有 2 个及 8 个亚类。因近年来对糖尿病的病因有了很大的了解，新的分型方法主要按照糖尿病的病因或病理生理特征来分型。过去按照临床特征的分型方法如胰岛素依赖性糖尿病和非胰岛素依赖性糖尿病已被摒弃。其中 1 型糖尿病和 2 型糖尿病为最常见的类型。在我国，1 型糖尿病的发病率非常低，2 型糖尿病占糖尿病患者中 95% 或更多。妊娠糖尿病特指在怀孕期间发生的糖尿病，往往在分娩后消失，但许多发生过妊娠糖尿病者以后有可能发生永久性的糖尿病。特殊类型的糖尿病非常少见。

糖尿病有哪些症状？

糖尿病的典型症状是"三多一少"，是在血糖比较高的水平时导致的症状。如因上述症状去就诊而被发现有糖尿病的成年人往往血糖已经升高了 4 ~ 5 年，有的甚至出现了糖尿病的并发症。近年来由于健康检查的逐渐普及以及流行病学筛查的开展，经血糖筛查确诊但症状全无的糖尿病患者明显增多。糖尿病的其他症状还包括视物模糊、皮肤和外阴瘙痒、泌尿系感染、皮肤易感染或感染不易愈合、四肢末端麻木和疼痛、间歇性跛行、浮肿、腹泻和便秘交替、消化不良、性欲下降和男子勃起功能障碍等。严重的糖尿病患者如 1 型糖尿病患者还可因为酮症酸中毒的发生而出现昏迷。某些糖尿病患者由于血糖控制不当出现低血糖时，还可见行为异常、嗜睡和昏迷症状。

为什么有些病人没有"三多一少"症状？

"三多一少"发生的主要原因是大量的糖分从尿中排出所致。血糖虽已达到糖尿病的诊断标准但并不是明显增高的患者，也可以没有明显症状，如空腹血糖＜180 毫克/分升时，尿糖就不明显，因而三多一少的症状也不明显。有些 2 型糖尿病病人虽然血糖很高但没有明显的"三多一少"的症状，一般在体格检查时或在其他疾病检查时才被发现，这可能是由于病人肾糖阈（血中的葡萄糖开始从尿中排出所需要的浓度）增高所致。病人即使血糖很高，也没有糖尿，故没有多饮、多尿及多食的症状。当然，有些病人并不是没有症状，而是被忽视了。他们认为多食即是食欲好，是身体健康的标志。还有的病人平时习惯喝水较多，小便也较多些，因此掩盖了糖尿病的症状。他们常常因为一些糖尿病的其他症状如皮肤瘙痒、视力减退、感染、酮症酸中毒、手足麻木等到医院看病进行检查时发现高血糖而被确诊。

这里值得提请广大糖尿病患者注意的是，不能单凭症状来判断糖尿病控制的好和坏。也不能依赖尿糖的检测。即使尿糖阴性，血糖也可以不正常。因此要依靠血糖和糖化血红蛋白的检验结果来客观评价血糖控制的好坏。另外经常与高血糖伴随的血脂紊乱根本没有症状，只有依靠化验。

什么是胰岛素抵抗和代谢综合征？

胰岛素抵抗是指体内胰岛素作用减低的一种病理生理改变。

代谢综合征（过去称为胰岛素抵抗综合征）是指一组共同具

有胰岛素抵抗这种病理、生理特点的代谢性疾病的总和。有人将代谢综合征比喻为一座巨大的冰山，这座冰山是由多种成分组成的，比如高胰岛素血症、高血压、高甘油三脂血症、动脉粥样硬化、高尿酸、微量白蛋白尿等，而糖尿病只是这座冰山露出水面的一角。有胰岛素抵抗的人即使血糖增高不明显，也容易发生心血管疾病。

随着我国经济的飞速发展和人民生活水平的提高，人们的生活方式也发生着巨大的变化，如现在人们体力活动明显减少而摄入的热量却明显增多，这就造成了体内能量的过剩。这种生活方式改变的一个不良结果就是超重和肥胖的人增多了。在超重和肥胖的人当中有许多都有代谢综合征的表现。许多糖尿病患者的高血糖实际上是代谢综合征的一部分。对这些患者的治疗如果仅注重血糖则只能减少微血管的并发症，但却不能明显减少心血管病变的可能。当前糖尿病学界已经充分认识到糖尿病是一种主要以心血管疾病为结局的疾病，提出了在糖尿病的研究和防治中要"超越高血糖"的口号。因此，糖尿病患者不但要注意自己的高血糖还要通过检查来了解自己有没有高血压和血脂紊乱。如有上述异常，一定要像重视高血糖一样重视高血压和血脂紊乱的控制。

能否通过干预而终止或逆转糖尿病的发展？

在英国的 UKPDS 研究中曾观察到，糖尿病是一个进展性的疾病。但是大规模的研究，如 DCCT 及 UKPDS 研究表明，对糖尿病患者予以严格代谢控制可以减少或延缓并发症发生。更重要的是，近年对糖尿病前期者采取干预措施，包括生活方式干预试验和药物治疗可以减少糖尿病发生的危险性。如生活方式干预可使糖尿病发生的危险性减少 60% 左右。因此，糖尿病的进程是可以通过减少胰岛素抵抗而得到延缓。有研究显示，即使是在血糖明显增高的初发糖尿病患者中，采取严格的血糖控制也能够减少高血糖对分泌胰岛素的 β 细胞的毒性作用，一部分糖尿病患者甚至可以依靠饮食控制和运动长期使血糖得到良好的控制。这些都说明，在糖尿病的前期和早期也可通过强化的控制手段延缓糖尿病的进展。至于糖尿病能不能被终止，目前还没有研究结果。

为什么说防治糖尿病，开展糖尿病教育是关键？

近年来国际上糖尿病防治观念的新进展，实际上就是围绕如何降低糖尿病的发病率和如何减少糖尿病并发症这两个中心问题。如前所述降低糖尿病发病率的关键是保持健康的生活方式，而减少糖尿病并发症的关键是严格控制血糖和其他的代谢异常及高血压。糖尿病是一种慢性病，需要长期的严格治疗才能达到减少并发症的目的。但糖尿病患者与医生在一起的时间毕竟有限。因此，要通过糖尿病教育让糖尿病患者在平时的生活中更好地管理自己的糖尿病。如目前国际上推崇的"糖尿病自我管理辅导"就是糖尿病教育的最高级形式，在这种糖尿病教育中，糖尿病患者掌握了自我管理糖尿病的方法之后就可以和医生配合好，以便治疗糖尿病。

糖尿病能不能根治？

目前的医学手段尚不能根治糖尿病。因为糖尿病的病因非常复杂，现在还没有被认识清楚。

因此也就没有针对病因的治疗方法。即使有一些糖尿病的病因已搞清（如基因突变），但是目前尚无基因治疗方法。目前用新的胰岛移植方法，可接近根治 1 型糖尿病，但医学界认为应再观察一段时间再下"根治"结论。

经常看到一些本来糖尿病控制很好的患者因相信了一些不实的广告企图根治糖尿病，结果浪费了大量金钱而病情加重。这些患者损失的不仅是金钱，更重要的是宝贵的治疗机会。因糖尿病的并发症是在许多年之内缓慢形成的，控制血糖、血压、血脂等糖尿病并发症的危险因素需要每天、每月、每年的努力。 如果有一段时间糖尿病控制不好，就意味着并发症又进展了一步。因此，糖尿病患者一定要以对自己负责的态度，认真的选择为自己治病的医生和药物，千万大意不得！

如何鉴别许多广告宣传中宣称的能治糖尿病的药物？

我曾在多个场合告诫糖尿病患者，要注意鉴别药物和治疗方法是否是科学和安全的。在这里，我向广大的糖尿病患者提供一些鉴别尚未经过严格的科学试验验证的治疗方法，以下简称"未经证实疗法"的方法：

1. "未经证实疗法"往往是在正规的科研机构和组织之外由无很好的临床和科研信誉的个人和团体"开发"出来的。

2. "未经证实疗法"经常断章取义地从已经发表的科学论文中和科学发现中"摘取"一些诱人的数据和词汇来作为该疗法的依据。

3. "未经证实疗法"常使用夸大疗效和扩大疗效字眼，如"根治或攻克糖尿病"、"全面改善"、"纯天然"、"双向调节""全面调节"、"重大突破"、"掀起热潮"、"完全无副作用 "、"巨大轰动"、"不需要饮食控制"、"高科技"等。"未经证实疗法"常追随当代科技发展的新潮，如"DNA"、"纳米技术"等。

4. "未经证实疗法"常以像糖尿病、肥胖这些常见、多发病为对象。对宣传者有潜在的巨大经济利益。

5. "未经证实疗法"宣传者常避免与真正的医学专家接触，在正规的医院或医疗单位中常无此疗法。

6. "未经证实疗法"所获得的试验数据和治疗经验的总结一般不在正式的科学刊物（如《中华糖尿病杂志》等）上刊登，也不在正式的医学会议上进行交流。"未经证实疗法"的疗效常以个例患者的疗效进行宣传。

7. "未经证实疗法"常以人物传记和新闻报道的形式在媒体上进行宣传，在文章中常会出现被宣传人物的电话号码或详细的行医地址。"未经证实疗法"常获得国外无从证实的"大奖"。或冠以莫名其妙和令人看了后头晕目眩的头衔。

8. "未经证实疗法"常举办名为"义诊"、"糖尿病教育"、"免费测血糖"等活动，实为卖药的活动。

9. "未经证实疗法"常借祖国传统的中医、中药作为治疗手段。为弥补"发明人"在医学教育上的不足（有人根本没有接受过医学教育），有时在吹捧"发明人"的人物传记中常将"发明人"，描写为出自"X代中医之家"、"自年轻时就潜心研究"，等等。

在葡萄糖耐量减退期预防2型糖尿病

——陈名道教授与您谈

糖尿病前期，糖调节已受损，包括空腹血糖受损（IFG）和葡萄糖耐量减退（IGT）。其中葡萄糖耐量减退系指空腹血糖正常，但餐后血糖水平介于正常人与糖尿病患者之间的特殊代谢状态。其诊断标准：在口服75克葡萄糖的糖耐量试验（OGTT）中，2小时血糖在7.8 ~ 11.0mmol/L之间，目前一般认为葡萄糖耐量减退是糖尿病的前期表现，在2型糖尿病的发展过程中表现得更为明显。

著名内分泌学教授陈名道指出，葡萄糖耐量减退既是发展成糖尿病的一个过渡阶段，也是预防2型糖尿病的最后关口。所以检出葡萄糖耐量减退并对其进行干预治疗是预防2型糖尿病的关键所在。

葡萄糖耐量减退的转归如何?

现一般认为葡萄糖耐量减退是发展为糖尿病的一个必然阶段，但在不同地区不同种族之间葡萄糖耐量减退的转归也存在差异。有报道，葡萄糖耐量减退患者在 5 ~ 10 年内，有 1/3 可转变为糖尿病病人，1/3 可恢复正常，1/3 仍维持不变。葡萄糖耐量减退的危险性应高度重视。

葡萄糖耐量减退的病因和危害?

葡萄糖耐量减退的病因与 2 型糖尿病相似，与遗传易感性及环境因素有关。遗传因素包括引起胰岛素抵抗及胰岛素分泌缺陷的有关基因的存在，而环境因素则由于社会工业化、生活"可口可乐化"、摄入热量过多、体力活动过少，导致超重和肥胖，尤其是腹腔内脂肪聚集，腰围增大，腰 / 臀围比例增加，也即腹型肥胖的人数增加，这些人往往具备胰岛素抵抗的特征。胰岛 β 细胞可以增加分泌而在早期代偿，糖代谢尚可不出现异常，时间久后，β 细胞分泌的缺陷就表现出来，先表现为葡萄糖耐量减退，餐后血糖升高，并产生"葡萄糖毒性作用"，加重胰岛素的分泌缺陷，进一步发展就成为 2 型糖尿病。

怎样防治葡萄糖耐量减退?

由于葡萄糖耐量减退发生率高，一般无症状，患者不会主动就诊，易转化为 2 型糖尿病，又易发生心脑等大血管病变，且尚不能排除其发生微血管病变的可能性。所以以积极的姿态从人群中检出葡萄糖耐量减退十分重要，尤其对肥胖超重人群更应重视，定期的健康体检，不但需测空腹血糖，还要测餐后血糖，发现疑问就应做糖耐量试验（OGTT）。一旦发现葡萄糖耐量减退，现在一般的看法是积极干预，以减少2型糖尿病及大血管并发症的发生。防治的手段包括行为干预和药物干预两个方面。

怎样进行行为干预？

改变葡萄糖耐量减退的生活方式，制定合理健康的平衡饮食，持之以恒地进行适当体育锻炼，对肥胖者给以低脂低热饮食，使其体重降至正常范围，尤其要通过运动及控制饮食减少腹部脂肪。

．行为干预在一些小规模的前瞻性研究中已取得相当效果。1986年在我国大庆市糖尿病普查中发现577例葡萄糖耐量减退患者，分为4组，一组为对照组，不加处理，另三组给以不同方式的行为干预治疗，分别为单纯饮食控制、单纯运动及饮食控制加运动，经过6年随访观察，对照组67.7%发生糖尿病，单纯饮食控制组为43.8%，单纯运动组为41.1%，饮食加运动组则为46.6%，经过用体重指数（BMI）及空腹血糖校正后，上述3组发生糖尿病的危险性分别减少了31%、46%和41%。

瑞典对一组中年男性葡萄糖耐量减退患者进行干预治疗——饮食加运动疗法：饮食要求减少食糖及脂肪，增加复合碳水化合物及食物纤维，超重者则要求低热量以减重；运动疗法则在开始6～12月进行集体运动锻炼，以后鼓励在家中或体育俱乐部锻炼，经5年随访，干预治疗组体重减轻，糖尿病的转化率为11%；而对照组体重不减，21%转变为糖尿病。近年在芬兰和美国都进行过大规模、多中心、长期的饮食及运动干预，均取得很好的预防2型糖尿病的效果，尤其对中老年人，比二甲双胍药物干预更有效。

由此可见，生活方式的行为干预在防止葡萄糖耐量减退进一步发展成为2型糖尿病中起重要的作用，是防治葡萄糖耐量减退的基本疗法。

有哪些药物可以选择？

虽然生活方式改变对葡萄糖耐量减退防治的效果显著，但其实施并非易事，故药物干预也应受到重视。

用作葡萄糖耐量减退干预治疗的药物应符合以下条件：①能改善糖耐量，不引起低血糖。②最好能减低血浆胰岛素水平，至少不升高。③不刺激胰岛 β 细胞，不增加其负担，避免其功能提早衰退。④能改善血脂异常。⑤不增加体重。⑥安全，无严重不良反应。已经或正在进行大规模葡萄糖耐量减退干预试验的药物例举如下：

1. α 葡萄糖苷酶抑制剂——阿卡波糖：阿卡波糖的特点为延缓肠道碳水化合物的吸收，减低餐后高血糖，同时降低餐后高胰岛素血症，减轻餐后甘油三酯的升高，且能动员肠道类胰高糖素肽 –1（GLP–1），后者可使葡萄糖耐量减退中 β 细胞分泌胰岛素的轻微缺陷得到恢复。α 葡萄糖苷酶抑制剂的不良反应主要为腹胀，可开始采用小剂量，逐渐加量，使肠道中、下段的 α 葡萄糖苷酶活性逐渐诱导出来，如此可明显减少肠道不良反应。

2. 二甲双胍：此药可使血糖减低，同时胰岛素亦下降。其作用机制可能为提高了胰岛素的敏感性，并减少肠道糖的吸收。二甲双胍不增加体重，对高血脂也有一定作用。此药的主要不良反应为腹泻。在选择治疗对象时应注意避免发生乳酸性酸中毒的可能性。

3. 噻唑烷二酮类：最先使用的是曲格列酮，曲格列酮可明显改善胰岛素抵抗，使血糖下降，血胰岛素下降，甘油三酯下降，不增加体重。其作用涉及加强胰岛素信号传导的多条途径，作用机制之一为过氧化物酶体增生激活受体 γ（PPAR γ）结合后调控多种影响糖、脂代谢基因的表达。虽已看到曲格列酮预防糖尿病高危人群进展至 2 型糖尿病的效果，但由于其肝脏毒性，所有的临床试验曾被迫中止，现临床应用的罗格列酮和吡格列酮，预防效果相似，并未发现对肝脏的毒性。

第二章 五驾马车治疗糖尿病

第一节 饮食和运动疗法

糖尿病的饮食和运动疗法
——许曼音教授与您谈

糖尿病的治疗要遵循一些原则,而不同类型的糖尿病有不同的原则。

目前国际上推崇"五驾马车"治疗糖尿病:饮食、运动、药物、糖尿病知识的健康教育和血糖监测。在这"五驾马车"治疗中,哪种治疗最重要?怎样合理、科学进行饮食和运动疗法?请听著名内分泌学教授许曼音给我们做些讲解。

在"五驾马车"中,哪种治疗最重要?

饮食治疗可谓是最重要的一匹马,也常被称为"驾辕之马",其余四匹也常被称为拉套之马。可以说,有的糖尿病病人可能不需要药物治疗,个别病人可能无法进行体育锻炼,但对任何一个糖尿病病人来说,饮食治疗是一项基础治疗。在糖尿病病因的环境因素中饮食不当是大家共识的一个要素。没有饮食治疗,就没有糖尿病的满意控制。有的虚假药物广告说,服用了"这种药物"无需进行饮食控制,这肯定是无稽之谈!

饮食治疗目标是什么？

①维持理想的代谢状态，如在保证营养的前提下，尽可能改善血脂和脂蛋白谱的异常，降低血压等。②预防和治疗糖尿病的慢性并发症，调整营养的摄入和生活方式，以预防和治疗肥胖、血脂异常、心血管疾病、高血压及糖尿病肾病。③通过健康饮食和运动而改善健康状况。④饮食治疗要针对患者的营养需要，结合患者的文化习惯、生活方式并在尊重病人意愿的基础上进行调整。

在某些特殊情况下，饮食治疗的目的是：①对于儿童糖尿病患者，要提供足够的能量以保证正常的生长和发育。②对于肥胖的 2 型糖尿病患者，要促进患者改变饮食和体育活动习惯，以减轻胰岛素抵抗，改善代谢紊乱状态。③对妊娠、哺乳期妇女，要提供足够的能量和营养以满足特殊生理状态的需要。④对于老年人，制定营养方案要满足老年人的心理和营养需要。⑤对于用胰岛素或胰岛素促泌剂治疗的病人，要教会病人如何用营养治疗预防和治疗低血糖。⑥对于有发生糖尿病高危险性的病人，尤其是糖耐量减退者，要通过鼓励病人做体育锻炼、超重者控制总热量、限制脂肪摄入以降低转变为糖尿病的危险性。

怎样科学合理地安排一日三餐？

饮食控制要讲究科学的方法，一日至少保持三餐，早、中、晚餐热量按照生活习惯及治疗用药的要求，以 1/3、1/3、1/3 或 1/5、2/5、2/5 的比例分配。注射胰岛素或容易发生低血糖的病人，要注意用餐时间，必要时可在三餐之间加餐（点心），加餐量应在正餐的总量中扣除，做到加餐不加总热量。不用胰岛素治疗的病人也可酌情少食多餐，这种方法可以减轻集中用餐后导致的过份升高的血糖、血脂等对胰腺造成的负担。饮食要提倡多样化和均衡性，食物烹饪方式以蒸、煮、烧、炖、焖、烩、凉拌为好，尽量避免食用油炸的食物；多选用绿叶类蔬菜，进食速度要慢，调味品中要限制糖的含量，采用植物油，忌食动物油，用筷子夹菜吃，勿用菜卤（即菜汁水）拌饭吃，因炒菜用的油、盐、糖等调料主要留在菜汁中。特别要注意戒酒，因为，饮酒不利于糖尿病的控制，酒精会产生很高的热量，而空腹饮酒又易导致低血糖。

营养学专家提出的日常每天的健康饮食食谱应该为"4+1"金字塔方案（图1）。

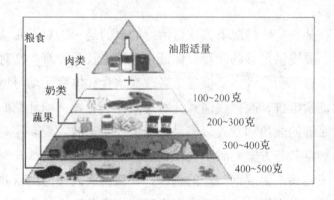

图1 "4+1" 金字塔方案

肥胖者参考的标准体重是多少？

如果肥胖者要控制饮食，应该有一个标准体重参考。

目前国际上常用的体重指数（BMI）计算方法为：体重指数＝现体重（公斤）÷身高（米）^{2}。亚洲人的体重指数 18.5 ～ 24 为正常，24 ～ 25 为超重；＞ 25 为肥胖，＞ 30 为重度肥胖。更应重视中心性肥胖的危害性，测量腰围，男 ≥ 90cm，女 ≥ 80cm，即为中心性肥胖，对心血管不利。

糖尿病患者宜选用哪些食品？

首先要肯定，食品中多少都含有热量，糖尿病病人都应在医生的指导下做饮食治疗。建议：碳水化合物占总热量的50%～60%，每餐主食不超过100克，蛋白质占总热量的15%，脂肪占总热量的30%以下，饱和脂肪酸占总热量的10%以下。以下给大家推荐的食品，仅仅是相对而言含糖量低一点或血糖指数低一点，或含食用纤维高一点，但均不能随意吃，应计算入每天的总热卡之内。

现在，我想向大家推荐一些餐桌上的辅助"降糖药"，药食同源，有益无害，不妨一试，但也不宜吃得太多。

南瓜、山药对防治糖尿病有益，同时对高血压和肝、肾等疾病也有益，但也不能多吃。

芹菜——有散瘀破结、消肿解毒、降压祛风的功能，芹菜叶的作用尤其明显。

菠菜根——有养血、止血、敛阴、润燥功能，对高血压、糖尿病和夜盲症有一定的辅助治疗作用。

冬瓜——对糖尿病引起的水肿和脚癣治疗有些帮助。

洋葱——对抑制高脂肪饮食引起的胆固醇升高有些作用，适合于糖尿病并发动脉硬化患者食用。

萝卜——有消积滞、化痰热、理气宽中、解毒、降糖、抗癌等效用。常食用鲜萝卜作用更显著。

胡萝卜——有降压强心、降糖、消炎和抗过敏的作用。

为什么说运动是防治糖尿病的良方？

规律性的运动有益于血糖的控制，可降低心血管疾病发生的相关危险因素，并有利于体重的控制。同时对高危人群，规律性的运动可帮助预防 2 型糖尿病发生。

运动前应注意哪些问题？

在开始运动治疗前应请医生进行评估，以了解有无糖尿病的各种微血管和大血管并发症，因为有慢性并发症的病人运动治疗可能使这些并发症恶化。对于那些没有慢性并发症且血糖控制良好的中青年糖尿病病人，各种程度的运动均可进行，包括休闲运动、竞技性运动等。病人应在医生的指导下确定运动方案，保证运动治疗的安全。需知运动可增加低血糖发生的危险性，尤其是采用胰岛素治疗的病人，经历长时间、剧烈的运动后，更易发生低血糖；此外，饮酒也可增加运动后低血糖发生的危险性。应当注意，运动治疗可增加糖尿病足部损伤的危险性，另外，运动治疗前要排除患者有无缺血性心脏病的可能。

糖尿病病人的运动治疗目标和方式是什么？

运动治疗目标：保持肌肉结实和身体舒适、预防骨质疏松、降低血糖水平、降低血脂水平，增加机体对降糖药物的敏感性，协助饮食治疗方案控制体重。

糖尿病病人的运动应采用有氧运动方式，运动强度小至中等，节奏不要快，运动后心跳加快不明显，呼吸平缓，比如散步、太极拳、自编体操等，运动量的大小用自我感觉来衡量。运动贵在坚持！

怎样科学地运动？

运动要讲究科学性，这里向大家推荐运动过程的三步曲：正式运动前应先做 5 ~ 10 分钟的低强度有氧热身运动，对肌肉和关节先做几下伸展活动，热身后根据自己的身体条件选择适合的正式运动，运动结束时需要再做 5 ~ 10 分钟的整理运动，使心率恢复到每分钟比静息时高 10 ~ 15 次的水平。

还要特别提醒大家的是：中年人（特别是超重者）是需要运动的主要人群。因为，中年人是社会的栋梁、单位的骨干、家庭的主力，但是，这部分人又逐步进入一种功能、体能状态的不协调期，同时他们热量摄入往往增多，运动锻炼的时间越来越少，所以他们是最需要运动的。一般说来，餐后散步，每日时间不少于 30 分钟，每周总时间不少于 5 次，对任何人总是有益的。

哪些糖尿病病人不宜运动？

不宜运动的糖尿病病人主要有以下几类。

1. 自身胰岛素严重分泌不足的 1 型糖尿病病人。
2. 血糖极不稳定的脆性糖尿病病人。
3. 收缩压高于 180 毫米汞柱的高血压病人。
4. 血糖浓度高于 14 毫摩尔 / 升的糖尿病病人。
5. 有严重心脏疾病的病人。
6. 经常发生脑供血不足的病人。
7. 糖尿病并发肾病的病人。
8. 有急性感染的病人。

第二节　口服降糖药物、胰岛素与肠促胰素类药物

药物治疗是糖尿病治疗的重点之一。除一部分经饮食和运动治疗就能控制病情的 2 型糖尿病病人以外，都需进行药物治疗。治疗

糖尿病的药物包括口服抗糖尿病药物和胰岛素。每个病人根据不同的病情而采取不同的药物治疗方案。1 型糖尿病必须使用胰岛素治疗，必要时加用胰岛素增敏剂。经饮食和运动疗法不能良好控制血糖的 2 型糖尿病病人可选用口服抗糖尿病药物治疗，但在某些特殊情况下也需用胰岛素治疗。

目前常用的口服抗糖尿病药物包括：磺脲类、双胍类和 α 葡萄糖苷酶抑制剂、噻唑烷二酮类及格列奈类。

磺类口服降糖药
——俞茂华教授与您谈

磺脲类降糖药有哪些？

磺脲类药物是目前临床上应用最广泛的口服降糖药，其降低血糖的作用主要是通过刺激胰岛 β 细胞分泌胰岛素而实现的，故适用于存有一定胰岛功能的病人。此外，还有胰腺外的作用，如减少肝糖输出等。

第一代磺脲类药物自 20 世纪 50 年代开始用于临床，有甲磺丁脲（D860）和氯磺丙脲。D860 口服后胃肠吸收快，3 ~ 4 小时达到高峰，有效时间 6 ~ 12 小时。24 小时内 90% 从肾脏排出，肝肾功能不全者禁用。氯磺丙脲因其作用时间最长，可引起持续性低血糖、胆管性黄疸等不良反应，目前临床已经很少应用而趋向淘汰。

第二代自 20 世纪 60 年代开始用于临床，包括格列苯脲（优降糖）、格列齐特（达美康）、格列喹酮（糖适平），以及格列吡嗪（美吡达或优哒灵）。优降糖的降糖作用为 D860 的 200 倍，降糖作用在口服降糖药中最强，作用持续时间可达 24 小时，最大不良反应是较容易导致低血糖，甚至导致严重或顽固性低血糖，老年糖尿病、肝肾功能不全和有心脑血管并发症的病人，应慎用或不用；美吡达降糖作用仅次于优降糖，为 D860 的 100 倍。口服吸收快而完全，30 分钟即开始发挥作用，1 ～ 2.5 小时达高峰，24 小时内经肾脏排泄达 97%，一般不易发生体内蓄积，不会发生持续的低血糖；达美康降糖作用较温和，仅为 D860 的 10 倍，口服后胃肠吸收迅速，2 ～ 6 小时达高峰，作用持续时间可达 24 小时，比较适用于老年糖尿病患者；糖适平口服后吸收快而完全，2 ～ 3 小时达高峰，8 小时后血中几乎测不出，95% 经胆汁排出，适用于老年糖尿病者、糖尿病伴轻中度肾功能减退（肌酐清除率 > 30%）及服用其他磺脲类药物反复发生低血糖者。

格列美脲（亚莫利）是新型第三代磺脲类降糖药，起效快、作用时间长、低血糖的发生率较低。同其他磺脲类降糖药相比，亚莫利能促进胰岛素一相和二相分泌，还有独立于胰岛素的胰外作用，如促进肌肉组织对外周葡萄糖的摄取，减少肝脏内源性葡萄糖的产生，从而改善高胰岛素血症患者的胰岛素抵抗，增加胰岛素敏感性。

总之，选用磺脲类药物时，老年糖尿病人应首选短效的磺脲类药物，如糖适平、美吡达，或中效的达美康。肾功能不全者首选糖适平或胰岛素治疗。对于超重和有胰岛素抵抗的 2 型糖尿病患者，亚莫利更适用。

必须注意的是，中成药"消渴丸"每 10 丸含 2.5 毫克格列本脲。还有一些降血糖的中成药，同样含有磺脲类药物，但药品说明书上未予注明，盲目使用危害极大。

使用磺脲类降糖药要注意什么？

使用磺脲类降糖药要注意：①饭前半小时服用，从小剂量开始，以后根据血糖调整剂量，一般每 5 天左右增加一次剂量，不超过最大服用剂量。②老年患者、肝肾功能轻度受损、易有低血糖倾向者应选用短效制剂，如甲苯磺丁脲、格列喹酮、格列吡嗪等。③应注意与其他药物的相互作用：如增加降糖效果的药物有水杨酸类、普萘洛尔（心得安）、磺胺、保泰松、丙磺舒等。降低降血糖效果的药有糖皮质激素、噻嗪类利尿剂、雌激素、苯妥英钠、利福平等。④服药后要按时就餐，应避免饮酒。⑤服药过程中应注意监测血糖（包括空腹血糖和餐后2小时血糖）。⑥对磺脲类药过敏者禁用。

磺脲类降糖药有什么不良反应？

所有的磺脲类降糖药如果使用不当（如剂量过大、饮食配合不当或有其他药物干扰等）均有可能发生低血糖反应，尤以氯磺丙脲和格列本脲（优降糖）多见。其他较少见的不良反应有：①5%的用药病人可有胃部不适、恶心、呕吐、腹泻，偶可发生肝功能损害。②过敏反应，如皮肤瘙痒、皮疹、荨麻疹，偶见剥脱性皮炎。③血液系统异常，如白细胞减少、粒细胞缺乏、血小板减少、溶血性贫血等。④氯磺丙脲和格列本脲用量过大时可出现头痛、头晕、嗜睡、视力模糊、共济失调、四肢震颤等，减量或停药后可消失。⑤氯磺丙脲可引起酒后潮红、头痛、呼吸及心跳加速等。此外，还有抗利尿作用，引起水钠潴留，加重老年病人的心力衰竭。以上这些不良反应多发生在用药6～8周，且通常与药物剂量有关。一般减量后可逐渐消失，如不消失则应停药，并改用其他种类降血糖药。

哪些糖尿病病人可用磺脲类降糖药治疗？

该类药物降血糖的主要作用机制是刺激胰岛β细胞分泌胰岛素，故适用于胰岛β细胞有一定功能的糖尿病病人：①经饮食治疗、运动疗法仍不能很好控制血糖的非肥胖2型糖尿病病人。②经饮食、运动、双胍类和（或）α 葡萄糖苷酶抑制剂治疗不能良好控制血糖的肥胖型糖尿病病人。

哪些糖尿病病人不适合用磺脲类降糖药治疗?

2 型糖尿病病人用饮食和运动治疗可达到满意效果者；有严重肝、肾功能损害者；合并严重感染、酮症酸中毒、高渗性昏迷、乳酸性酸中毒、进行大手术或创伤者；对磺胺类药有过敏反应者；糖尿病合并妊娠或妊娠期糖尿病；哺乳期妇女；肥胖的 2 型糖尿病病人一般不首选磺脲类降糖药，但在用双胍类药物效果不佳时可联用。

什么是磺脲类降糖药治疗失效?

磺脲类降糖药失效可分为原发性失效和继发性失效。

糖尿病患者如接受足量的磺脲类降糖药治疗 1 个月，仍未见明显降血糖效果，称磺脲类降糖药原发性失效。其中有些患者可能是未被认识的 1 型糖尿病。

继发性失效是指治疗初期有效，经过一定时间后，降血糖作用逐渐减弱，需加大剂量。如服用足量的磺脲类药物，空腹血糖仍然高于 10 毫摩尔／升，餐后 2 小时血糖高于 14 毫摩尔／升，糖化血红蛋白＞9.5%，称为继发性失效。一般发生于磺脲类药物治疗 1 年以后。

原发性失效的原因尚不明。可能为病例选择不当或存在严重的胰岛素抵抗等；处理可加用双胍类药物或改用胰岛素治疗。

继发性失效应寻找其原因，如未能严格饮食控制和未行运动疗法，或由于应激（如感染、脑血管意外、心肌梗死等）所致。通过消除应激调整饮食，坚持适当运动，可重新恢复磺脲类药物的治疗反应。其他原因有：①胰岛 β 细胞分泌功能耗竭。②长

期使用导致胰岛 β 细胞上磺脲类药物受体数目减少。③胰岛 β 细胞对磺脲类药物产生耐受现象。磺脲类降糖药继发性失效时可加用双胍类、噻唑烷二酮类、α 葡萄糖苷酶抑制剂，或小剂量的胰岛素，或同时加用双胍类和小剂量的胰岛素、双胍类和 α 葡萄糖苷酶抑制剂，或改用胰岛素治疗等。

哪些药物有加强磺脲类药物的降血糖作用？

加强磺脲类降糖药作用的药物有：①氯霉素、双香豆素、保泰松和磺胺苯吡唑可竞争肝脏中的氧化酶，从而抑制磺脲类降糖药的代谢，使之血浓度增高。②大剂量阿司匹林与甲苯磺丁脲（D860）同时服用时，阿司匹林可通过置换出血浆蛋白结合的甲苯磺丁脲（D860）增多，从而加强其降血糖作用。③磺胺、单胺氧化酶抑制剂等均有加强磺脲类药物的降血糖作用。β 肾上腺素能受体阻滞剂可掩盖低血糖症状，因此，老年病人尤应注意。

哪些药物可影响磺脲类降糖药物的降血糖作用？

对抗磺脲类降糖药物降血糖作用的药物有：①胰高血糖素。②糖皮质激素。③雌激素类药物。④苯妥因钠。⑤噻嗪类利尿剂。⑥肾上腺素、去甲肾上腺素、苯丙胺、麻黄素等。

双胍类口服降糖药

——吴增常教授与您谈

1987 年以来，主要由于双胍类中苯乙双胍（降糖灵）应用不当，而发生严重的乳酸性酸中毒较多，导致双胍类口服降糖药临床应用大幅度减少。双胍类药物中是否有比较安全而有效的药物呢？

请听著名内分泌学教授吴增常的论述。

目前双胍类药物中哪种药使用较多，安全性和疗效如何？

目前认为在使用双胍类二甲双胍（美迪康、格华止）时，只要适当掌握适应症及剂量，极少并发乳酸性酸中毒，因而该药又被广泛地应用于临床。

二甲双胍主要有哪些作用？

二甲双胍主要减少胰岛素抵抗，是胰岛素增敏剂，其可提高外周组织从血中摄取葡萄糖，促进糖无氧酵解，并减少肝、肾中糖元转化葡萄糖进入血液。不刺激胰岛 β 细胞分泌胰岛素，并抑制食欲。单独应用不会发生低血糖。也降低血胆固醇、甘油三酯，减少心血管并发症。

哪些人适宜用二甲双胍？

1. 超重（胰岛素抵抗为著）者，无明显心、肾等慢性并发症的 2 型糖尿病患者，饮食控制及运动疗法未能有效控制高血糖者。二甲双胍除降低血糖外，并可降低食欲、体重及血脂。

2. 磺脲类药物疗效欠佳，继发性失效可改用或加用双胍类。

3. 1、2 型糖尿病患者胰岛素治疗时可加用双胍类，提高疗效，减少胰岛素用量。

二甲双胍有哪些不良反应？

1. 食欲减退、恶心、呕吐、腹痛、腹泻等胃肠反应。餐中或餐后服用可缓解。开始治疗剂量不宜过大。一般 2 周后，胃肠反应自行消失。

2．乳酸性酸中毒，这是一种极为凶险的并发症，目前发生率颇低，仅为每年十万分之三。乳酸为糖无氧酵解的最终产物。它的降解主要在肌肉内氧化，肝中转化为糖元，从肾排出。

而双胍类提高肌内糖无氧酵解，抑制乳酸在肝转变为糖元，并减少从肾排出，故血中乳酸有升高趋向。

在年老、严重应激状态（严重感染，创伤等）、长期酗酒、有慢性肝肾病者，仍需慎用。

3．怀孕时，药物可通过胎盘而引起胎儿畸形。

二甲双胍的用法与用量如何？

用法：0.25 克，一日 3 次。最大剂量为 1.5 克／日，可分 3 次服用。

二甲双胍与磺脲类药物相比有哪些区别？

区别详见表 1。

表1　双胍类与磺脲类药物的比较

	双胍类	磺脲类
低血糖	单用不引起	可发生
体重	可减轻	可增加
高胰岛素血症	不促进	促进
血脂	胆固醇↓	部分胆固醇↓
心血管并发症	可降低	部分降低

α 葡萄糖苷酶抑制剂

——刘志民教授与您谈

α 葡萄糖苷酶抑制剂是一类以延缓肠道糖类（碳水化合物）吸

收为目的的降糖药物，对降低餐后血糖疗效可靠，是一种不同于磺脲类和双胍类的新型口服降糖药。经过 20 余年的应用，治疗效果如何？有哪些代表药物？服用这类药物要注意哪些问题？著名内分泌学教授刘志民为病友释疑。

α葡萄糖苷酶抑制剂的降糖机制是什么？

α 葡萄糖苷酶抑制剂是通过竞争性的抑制小肠上段的上皮细胞内的 α 葡萄糖苷酶，使双糖向单糖的转化减少，从而延缓糖类的吸收，降低餐后高血糖。长期使用可使餐后血糖降低 20%，可使空腹血糖降低 10%。

α葡萄糖苷酶抑制剂应用以来，疗效如何？

目前常用的 α 葡萄糖苷酶抑制剂主要有拜唐苹（阿卡波糖）和倍欣（伏格列波糖）。其他还有一些正在研制之中。

拜唐苹与伏格列波糖作用部位有所不同，拜唐苹不仅抑制 α 淀粉酶，对麦芽糖酶、异麦芽糖酶、转移酶和蔗糖酶也有作用。而伏格列波糖主要抑制后四种酶，其抑制二糖苷酶类（蔗糖酶、麦芽糖酶等）作用最强。

美国权威机构FDA最早批准的α葡萄糖苷酶抑制剂是哪个药？

拜唐苹是德国拜耳公司生产的世界上第一个经美国 FDA 批准的 α 葡萄糖苷酶抑制剂，因为其独特的作用机制、确切的临床疗效、良好的安全性和耐受性而日益成为 2 型糖尿病的一线治疗用药，可以有效降低餐后血糖值、空腹血糖值和糖化血红蛋白值。目前，全球有超过 500 万的糖尿病患者使用拜唐苹。在中国，拜唐苹自 1995 年上市至今，也已成为中国口服抗糖尿病药物的第一品牌。

拜唐苹的作用机制是什么?

食物中的绝大部分碳水化合物为复合糖如淀粉、蔗糖等,复合糖先后经唾液及胰液中的 α 淀粉酶作用分解为寡糖,寡糖必须在小肠上皮细胞刷状缘处被 α 葡萄糖苷酶分解为葡萄糖才能被吸收,导致餐后的血糖高峰。拜唐苹可在小肠上皮细胞刷状缘处和寡糖竞争而与 α 葡萄糖苷酶相结合,寡糖的消化吸收即受阻碍。通常淀粉和蔗糖消化至可吸收的葡萄糖是很快的,有人计算若葡萄糖苷酶的活性降低 50%,肠内物质完全消化至可吸收的葡萄糖所需要的时间则增加了 1 倍,机体就可以有足够的时间来产生胰岛素,以利用肠道吸收的葡萄糖,从而避免了餐后血糖高峰,使体内血糖和胰岛素的曲线更加吻合。

拜唐苹独特的降低餐后血糖的作用机制填补了有效控制餐后血糖的空白,这是因为目前口服抗糖尿病药物的作用大多数集中在控制空腹血糖上。

影响餐后血糖的因素主要有哪些?

餐后血糖的高低主要有以下几种因素决定:①肠道对葡萄糖的吸收,是决定餐后血糖的主要因素。②胰岛素的分泌。③外周组织的利用。因此,从作用机制出发,拜唐苹竞争性抑制 α 葡萄糖苷酶,延迟碳水化合物的分解,减慢葡萄糖吸收入血,降低餐后血糖峰值。

拜唐苹是否经过临床验证呢,其作用特点有哪些?

拜唐苹是经过世界多中心、大范围临床验证的降糖药,临床证明它有以下特点：

1. 疗效卓越，单药或联合治疗均为首选。拜唐苹不仅降低餐后血糖，对空腹血糖和糖化血红蛋白（HbA1c）也有显著的降低作用。因此并非只有餐后血糖升高的病人才能使用拜唐苹，只要是确诊 2 型糖尿病的病人都可以首选服用拜唐苹。多项研究证实拜唐苹对改善糖代谢有肯定疗效，治疗 2～3 个月时即达最大降糖效果，以后可一直保持。使用拜唐苹以后，餐后血糖高峰可下降 20% 或更多。13 项临床试验的结果显示：单纯饮食控制的 2 型糖尿病患者加用拜唐苹后，可平均降低糖化血红蛋白（HbA1c）0.9%、餐后血糖 54 毫克 / 分升（3 毫摩尔 / 升）、空腹血糖 24 毫克 / 分升（1.33 毫摩尔 / 升）。

大量的医学研究证实拜唐苹的降低空腹血糖和糖化血红蛋白作用与磺脲类和二甲双胍相仿，但降低餐后血糖方面拜唐苹独具优势。糖尿病病人胰岛功能逐渐衰竭，往往需要同时使用几种抗糖尿病药物，由于磺脲类、二甲双胍和胰岛素主要作用于空腹血糖，因此，拜唐苹降低餐后血糖的独特作用机制使之在联合治疗中具有特殊的优势，在磺脲类、二甲双胍和胰岛素治疗不能有效降低餐后血糖时都可以选择拜唐苹联合治疗。

拜唐苹不仅可以降低血糖，而且可以降低血脂，改善胰岛素抵抗，维持或降低体重，全面控制心血管危险因素，对降低糖尿病心血管并发症具有深远意义。

2. 安全可靠。拜唐苹作为世界上第一个葡萄糖苷酶抑制剂，其安全性已得到世界范围的广泛临床验证。拜唐苹对肝肾功能的影响最小，这是因为拜唐苹主要在胃肠内起作用，只有 1% 吸收入血，故对肝、肾无影响。且有保护胰腺功能的作用，久用不会引起体重增加和低血糖反应。拜唐苹与 α 葡萄糖苷酶结合具有可逆性，经 2～3 小时后，拜唐苹缓慢地被水解下来。因此拜唐苹只是延缓了葡萄糖的吸收，使餐后血糖峰值降低，并不影响葡萄糖总体的吸收量，不影响能量的供给和营养物质的吸收。

3. 不良反应少。在疗程开始阶段，部分患者可能会因碳水化合物在结肠发酵的增加而引起腹胀等腹部不适，但这种不威胁生命的不良反应往往可以耐受，并可随着疗程的继续而减轻，甚至消失。采取从小剂量开始服药，逐渐加量的办法，亦有助于减少腹胀等不良反应的发生。

近年提出稳定餐后血糖是糖尿病防治的根本，对吗，为什么？

对。糖尿病的根本病因在于糖代谢功能的紊乱，机体不能充分利用糖，导致了血糖升高以及一系列代谢紊乱与各种并发症。人在进食时会有大量糖分经过肠道吸收入血，造成血糖升高，而餐后血糖的升高尤为明显。有时虽然服降糖药了，但只能一定程度上降低血糖，而一般不能将餐后血糖控制在理想范围，如果加大降糖药物的剂量则可以降低餐后血糖至正常范围，但药物剂量过大可能造成除餐后之外其他时段的低血糖，出现一系列低血糖反应，为避免低血糖，最终不得不牺牲餐后血糖而将降糖药物剂量维持在可以接受的水平。久而久之，长期的餐后高血糖就会加快各种并发症的进展，最终不能很好地控制糖尿病。目前已明确餐后高血糖对胰岛的毒性作用，及对大血管、微血管、肾脏并发症的影响远远大于空腹血糖。

那么显而易见，如果在进餐时就能很好地控制高血糖，则等于在糖分吸收之前就控制了血糖，避免了其后血循环中的糖分堆积，所以说降餐后血糖是控制高血糖的根本。

拜唐苹由于独特的降餐后血糖作用，已被医学界誉为控制糖尿病的革命性药物。

拜唐苹可以预防糖尿病吗？

是的，著名的里程碑性研究 STOP-NIDDM（即糖尿病预防研究），已证实拜唐苹可以预防糖尿病。

1. 降低糖尿病危险。STOP-NIDDM 研究资料证实，应用拜糖苹降低餐后血糖高峰可以阻止糖耐量低减（葡萄糖耐量减退）进展为 2 型糖尿病，甚至恢复正常糖耐量。以单次口服葡萄糖耐量试验（OGTT）诊断的糖尿病计算，阿卡波糖使进展为糖尿病的相对危险降低了 33%。而且，拜唐苹将糖耐量转为正常的比例至少增加了 29.5%。研究结果显示，用阿卡波糖治疗是一种防止高危人群发生 2 型糖尿病的可行方法。而通过阿卡波糖治疗 4 年，可达到迅速和持续的预防效果，并且在整个治疗期间该疗效得以保持。

2. 对不同的患者均有效。阿卡波糖可有效降低多种类型患者发生糖尿病的危险。对于肥胖和非肥胖患者、任何年龄和性别的患者均有明显的预防糖尿病发生的作用。

STOP-NIDDM 强调早期干预血糖异常，代谢状态的衰退是可以避免的。该研究验证了以餐后高血糖为控制目标，可以减少进展为 2 型糖尿病患者。目前美国 FDA 已批准拜唐苹用于预防糖尿病，中国国家食品药品监督管理局也已批准拜唐苹用于糖尿病预防。

服用拜唐苹应注意什么？

1. 对本品过敏者，孕妇，哺乳期妇女，18 岁以下青少年，肠炎症、溃疡病、转氨酶升高者禁用。

2. α 葡萄糖苷酶抑制剂应在进餐时随第一口主食一起嚼碎后服用，服用的时间与药效及药物代谢有明显的关系。从小剂量开始，视血糖控制情况与消化道反应情况，逐渐调整剂量。治疗期间应严格控制饮食。不能自行中断正常的服药，否则会引起血糖升高。

3. 单用 α 葡萄糖苷酶抑制剂一般不会引起低血糖，但如与磺脲类或胰岛素联合使用可能引起低血糖。但应注意一旦出现低血糖，由于使用了 α 葡萄糖苷酶抑制剂，则口服蔗糖或食物时因消化吸收受抑制，而不能提高血糖水平，故应静脉注射葡萄糖为宜。

格列奈类促胰岛素分泌剂

——沈稚舟教授与您谈

在口服抗糖尿病药物中，格列奈类降糖药是较新面世的，且颇有特色，为糖尿病的抗高血糖治疗提供新的手段，并可与其他类口服抗糖尿病药物进行科学组合，提高其治疗作用。著名糖尿病专家沈稚舟就此类药物的适应症、禁忌症及注意事项做了详细的阐述。

什么是格列奈类降糖药?

格列奈类为一种作用较强的非磺脲类口服促使胰岛素分泌药，可有效地增加胰岛素的分泌。

但其作用机制与传统的磺脲类促泌剂类同，即两者均主要通过与胰岛 β 细胞膜上特异性受体（磺脲类受体）结合，从而开启信号传递系统，最终达到促使储存的胰岛素释放；但受体的结合点有所不同，且格列奈类降糖药不进入细胞。

更重要的特点是该类药吸收快速，几乎完全被吸收。药物到达峰值时间快，约 30 分钟药物浓度即减 50%，故药物高峰时间与餐后血糖高峰一致，服药后血浆胰岛素浓度明显升高，故降糖作用快速明显。由于起效极快，故有餐时降糖药之称，即服药时间与进食时间一起进行，不易发生差错，不致因服药过早而发生低血糖，亦不致因服药过迟，而致降糖效果不佳。

本人应用经验为：降糖作用强度并不强于磺脲类，但降餐后血糖似更为方便，不易出现低血糖反应。

哪些人可选用格列奈类药物？

1. 对经饮食和运动治疗后降糖作用不满意者，尤其以餐后高血糖为主者，其胰岛细胞尚有一定的分泌胰岛素功能者。若胰岛功能严重减退乃至接近于丢失殆尽者，不宜应用。

2. 目前无急性并发症（急性酮症酸中毒、高渗性非酮症综合征、感染、手术等）者。

3. 不合并妊娠、哺乳者。

4. 无严重肝、肾功能不全者。

目前可供选用的格列奈类药物有几种，服用方法如何？

目前可供选用的格列奈类药物有两种：瑞格列奈和那格列奈。前者为苯甲酸衍生物，后者为苯丙氨酸衍生物。

服用时药与餐同进，不进餐不服药。可单独使用或与其他降糖药合用。单独服用一般为一日3次，前者起始剂量为每次0.5毫克，效不佳可酌情增加，最大单次量为4毫克。后者起始剂量为120毫克，效果不佳可酌情增量。

格列奈类药物不宜与哪些药合用？

由于格列奈类降糖药为胰岛素促泌剂，故不宜与同为促泌剂的磺脲类药物合用，以免双重增加胰岛细胞负担，又不能增加降糖作用。格列奈类降糖药的优点是餐时用药，易于把握，对餐后高血糖控制较为有效。

格列奈类药物可与哪些药合用，组合如何？

不同类的降糖药的合用为一应用趋势，其优点是可多个环节降糖，相互取长补短，提高降糖效果，相对减少一种药物的剂量，减少不良反应。格列奈类药物可形成以下几种组合：与二甲双胍，拜唐苹，噻唑烷二酮类（胰岛素增敏剂）组合。当然具体组合应视病人情况而异。

格列奈类降糖药可能有哪些不良反应？

低血糖反应，一般轻微，给予糖类较易纠正。
偶见消化道反应，通常轻微，偶发腹痛、腹泻、恶心和便秘。
过敏反应（偶见皮肤瘙痒、发红、荨麻疹）。

胰岛素的合理应用
——陆菊明教授与您谈

20 世纪 20 年代，人类第一次发现并应用胰岛素治疗糖尿病，这是一个伟大的里程碑。80 多年过去了，人类对胰岛素有哪些进一步的认识？哪些人需要用胰岛素呢？请听解放军总医院内分泌科主任陆菊明教授为您一一道来。

什么是胰岛素，它有什么作用？

胰脏是人体腹腔内的主要器官之一，由外分泌和内分泌两部分组成。外分泌部分产生消化液，帮助食物消化。内分泌部分为胰岛组织，是胰岛细胞组成的细胞群。胰岛素就是由胰岛 β 细胞分泌的，是降低血糖作用的激素，也是体内惟一能降低血糖的激素。

哪些糖尿病病人需要用胰岛素？

糖尿病病人都存在不同程度的胰岛素缺乏，有的是绝对缺乏，有的是相对缺乏。以下是使用胰岛素的适应症：

1. 1型糖尿病，存在胰岛素绝对缺乏。

2. 2型糖尿病口服降糖药失效或初诊时血糖过高。

3. 2型糖尿病病人出现急性并发症或严重慢性并发症。

4. 2型糖尿病病人在应激情况下，如严重感染、中等以上大手术、创伤等。

5. 糖尿病合并妊娠或妊娠期糖尿病。

6. 多种继发性糖尿病如胰腺切除、肢端肥大症、皮质醇增多症等。

使用胰岛素会产生成瘾性吗？

人体可以产生胰岛素，糖尿病病人体内胰岛素作用绝对或相对不足，就会引起血糖升高。多数2型糖尿病病人仍有分泌胰岛素能力，可以用口服降糖药有效控制血糖，但1型糖尿病、妊娠糖尿病及部分2型糖尿病病人，尤其是病程长者，需要用胰岛素治疗才能良好控制血糖。

部分2型糖尿病病人在临时需要胰岛素治疗的情况去除后，仍可改用口服降糖药。因此，用胰岛素治疗不会"成瘾"。糖尿病病人用胰岛素是来降低血糖的，如不用或停用，1型糖尿病患者即胰岛素完全缺乏者，会出现急性并发症如酮症酸中毒，2型糖尿病患者则血糖有可能再度上升，但这不是"成瘾"，而是缺少胰岛素的后果。

胰岛素治疗有什么不良反应?

胰岛素治疗最常见的不良反应是低血糖反应。这往往是胰岛素剂量过大,进食不足或延迟等因素造成的。避免低血糖反应的主要措施是经常监测血糖,使血糖水平处在一个相对安全的范围内。此外,还可出现局部或全身过敏反应、皮下脂肪萎缩等。如胰岛素反复注射于同一部位,可形成皮下硬结;在开始胰岛素注射的 1 ~ 2 周内,或原来病情控制不佳,胰岛素治疗后使血糖迅速下降者,可出现暂时性胰岛素性水肿和短期视力模糊(是屈光不正引起的)。使用胰岛素的糖尿病病人易引起体重增加。如肥胖者,使用胰岛素时一定要加强饮食控制和运动治疗。

肥胖的2型糖尿病病人能不能用胰岛素治疗?

肥胖的 2 型糖尿病病人往往已经存在高胰岛素血症和胰岛素抵抗,对胰岛素不敏感,所以一般情况下不需要用胰岛素治疗。但这并不等于肥胖的 2 型糖尿病病人一定不能用胰岛素治疗。有些病人口服降糖药失效或对口服降糖药过敏、不能耐受、出现糖尿病急症、在应激情况下等均应使用胰岛素。有些病人属于临时使用、有些则需长期治疗,不过肥胖的 2 型糖尿病病人在使用胰岛素治疗的同时,更应强调积极的饮食控制和运动。

糖尿病病人使用胰岛素时,应如何调整剂量?

胰岛素的每日需要剂量应个体化。如无急性并发症,开始剂量可按每日 12 ~ 20 单位,或按体重计算初始剂量(每天 0.4 ~ 0.5 单位 / 公斤体重)。因血糖高低不同,且个体对胰岛素的敏感性差异较大,因此具体剂量因人而异。密切随访餐前、餐后血糖,根据血糖每 3～5 天调整一次剂量，每天增减 4 单位左右直至血糖控制。具体方法举例：如早餐前血糖高应增加晚餐前或临睡前的中效或长效胰岛素；如临睡前血糖高，应增加晚餐前短效胰岛素。

反之，如出现血糖偏低，则相应减少胰岛素剂量。在调整胰岛素剂量期间要尽量保证饮食、运动的规律性，这样便于调整好剂量。总之，调整胰岛素剂量一定要配合饮食、运动、工作强度的变化而灵活掌握，同时应避免低血糖。

使用胰岛素会产生哪些过敏反应，如何处理？

普通的动物胰岛素因纯度不高，与人胰岛素相比，引起过敏反应的发生率要高一些。

常见的是局部过敏，表现为注射处红肿、灼热、瘙痒、皮疹、皮下硬结。局部过敏的处理方法有：①换用另一品牌胰岛素制剂。②经常变换打针的部位。③必要时口服抗组胺药。

全身的过敏反应很少见。主要表现为荨麻疹、紫癜、血清病样反应、血管神经性水肿、支气管痉挛，甚至过敏性休克。处理方法有：①改用高纯度人重组胰岛素，对用人重组胰岛素过敏者，改用胰岛素类似物，如诺和锐、优泌乐、甘精胰岛素等。②如 2 型糖尿病病人情况许可，可暂时停用胰岛素，待过敏消失后，再进行脱敏治疗。若不能停用胰岛素，必须立即脱敏治疗，这需要在医院进行。③必要时口服抗组胺药，重者应予糖皮质激素或肾上腺素治疗

使用胰岛素后出现水肿怎么办？

使用胰岛素引起的水肿，为暂时性的，轻者数天内就可自行消退，重者 1～2 周内消退，一般不必特殊治疗。但水肿严重者，可用利尿剂对症治疗。对有血压增高或有肾脏病、心脏病者

则应给予相应治疗。

胰岛素泵——控制血糖好帮手
——邹大进教授与您谈

据调查，约有 30% ~ 40% 的糖尿病患者需要每天多次注射胰岛素治疗，即使这样，他们中仍有为数不少的患者血糖控制不能达标，况且多次注射胰岛素给糖尿病患者带来工作与生活的不便。有没有什么解决的办法呢？糖尿病治疗专家邹大进教授与您谈谈如何解决这一治疗中的难题。

得了糖尿病必然会得并发症吗？

不是。2000 年悉尼奥运会游泳冠军、糖尿病患者吉姆说："当你或者你深爱着的人不幸患上糖尿病后，你迟早会发现，糖尿病将陪伴人的一生。你孜孜以求的首要目标就是保持葡萄糖和胰岛素之间的平衡。"

吉姆得了糖尿病后还能获得奥运会游泳冠军，这说明糖尿病并不可怕，可怕的是对糖尿病的无知，认为糖尿病治不治无所谓，任凭血糖增高而不予理睬。世界上活得最长的糖尿病患者已 92 岁高龄，她患糖尿病并注射胰岛素的历史已有 65 年，血糖一直保持正常，目前仍健康地活着。所以，只要保持血糖正常，糖尿病患者仍然可以长寿。因此糖尿病并发症并非不可避免。

注射胰岛素的糖尿病患者有何困惑与难题？

糖尿病是一种以血糖升高为主要特征的全身代谢紊乱。糖尿病分为 1 型和 2 型。1 型糖尿病患者由于产生胰岛素的胰岛细胞发生病变，不能产生足够的胰岛素或根本不能产生胰岛素，血糖很高，因此必须依靠注射胰岛素来治疗。2型糖尿病患者体内可以制造胰岛素，但由于某些原因，细胞对胰岛素的降糖作用不太敏感，久而久之，胰岛产生的胰岛素就越来越少，早期患者用口服降糖药治疗还有一定的效果，5～10年后，多数病人就需要用注射胰岛素的方法来治疗了。

1型糖尿病患者必须每日多次注射胰岛素（至少每日4次），还必须经常监测血糖浓度。这不仅给患者带来很大的精神压力，还给患者带来工作和生活的不便，而且即使每日注射4次胰岛素，仍然不能完全模拟正常分泌胰岛素的胰岛作用，绝大多数患者的血糖难以稳定地控制在正常水平。

为什么注射了胰岛素后血糖水平还会波动呢？一方面人体血糖的变化是由多种因素造成的，如进食、紧张、感冒发热会使血糖水平升高。另一方面正常胰岛细胞时时刻刻稳定地分泌出胰岛素（称为基础或基线剂量，约1小时分泌1单位胰岛素），在进餐时分泌大量的胰岛素（称为脉冲剂量，每次分泌8～9个单位胰岛素），而现有的胰岛素制剂和注射方法又不能使进餐时血糖的高峰与胰岛素的作用高峰同时出现。因此，进餐时胰岛素的作用未达高峰，血糖就很高；稍有饥饿时胰岛素的作用仍然存在，就出现低血糖，如此反复，使患者失去稳定控制血糖的信心，令糖尿病患者十分困惑。

什么是胰岛素泵，它的作用如何？

胰岛素泵是一种持续皮下输注胰岛素的装置，大小如BP机，可以挂在腰间。

它通过一个细细的小软管将胰岛素输注到糖尿病病人腹部等部位的皮下。它可以每次输注很微小的剂量，24小时连续输注，就像正常人的胰腺分泌胰岛素一样。20世纪70年代末80年代初，胰岛素泵经过临床验证被证实为控制血糖的最佳手段，也是目前"胰岛素强化治疗"的主要手段之一。使用胰岛素泵能非常方便有效地控制病人的血糖，使病人的血糖控制在正常或接近正常水平的范围。它能：

（1）改善病人的血糖控制水平：因为它可以模拟正常胰腺的分泌方式来输注胰岛素，血糖控制更平稳，病人的糖化血红蛋白水平也能大大改善。

（2）减少低血糖的发生：泵使用短效或速效胰岛素，同一部位小剂量持续输注，克服了常规注射方法的胰岛素吸收差异和吸收不良问题，严重低血糖的发生率平均降低 80%。

（3）克服黎明现象：它还可以分段设置夜间基础率，解决糖尿病病人常有的夜间低血糖和黎明现象。

（4）提高生活质量：使用胰岛素泵治疗可使病人在就餐、工作、睡觉及活动等的安排上获得更大的、在传统的多次注射治疗中无法获得的自由。

（5）远期并发症的出现可以大大延缓：一项美国为期 10 年的DCCT 研究表明，进行强化治疗的糖尿病病人（42% 佩带胰岛素泵）的并发症危险性降低 60%，大大减少了远期医疗费用。

胰岛素泵治疗较常规胰岛素注射有哪些优势？

胰岛素泵治疗很简单。它的工作原理是模拟人体的生理方式——平时连续不断地输注微小剂量的胰岛素满足人体需要——进餐时输注餐前量来平稳就餐引起的血糖升高（无论是简单的点心或是丰盛的节日宴会）。

第一，胰岛素泵只使用短效或速效胰岛素，吸收差异小于3%。而中长效胰岛素的吸收非常不稳定，所以常规注射的吸收差异可达 52%！大多数使用常规注射的人也是由于这个原因无法很好地控制血糖。

第二，胰岛素泵可以连续地以精确的微小剂量输注胰岛素，减少胰岛素的皮下蓄积，从而减少低血糖的发生，更好地控制血糖。

常规注射中，胰岛素会滞留在皮下，运动会直接影响这些滞留在皮下的胰岛素吸收进入血流的情况。这使得血糖控制更加困难，还可能出现低血糖的危险！

第三，病人可以选择灵活的就餐时间和生活方式。因为病人可以灵活控制泵的输注时间和剂量，所以可以决定什么时间就餐、用多少量等问题，解决了一成不变的注射，没有了固定不变的饮食和生活安排，生活更加自由和健康，而这些都是常规胰岛素注射所无法做到的！

胰岛素泵适用于哪些病人？

其实胰岛素泵适用于所有需要安全有效、作用稳定的胰岛素来模拟正常胰腺生理功能的糖尿病患者。如：1型糖尿病患者，血糖控制不佳或使用胰岛素的2型糖尿病人，经常出现低血糖的患者，有黎明现象的患者，妊娠糖尿病患者，胃轻瘫的糖尿病患者，生活不规律的糖尿病患者，胰腺切除的患者，糖尿病患者需择期手术者，等等。

患1型糖尿病的儿童可以带胰岛素泵吗？

当然可以。美国最小的胰岛素泵佩带者是一名出生2周患胰腺肿瘤的婴儿。中国最小的胰岛素泵佩带者年仅2岁半。血糖控制不稳定，HbA1c＞7.0%，经常发生低血糖、黎明现象，经常参加锻炼，对胰岛素敏感等情况都是带泵的适应症。

儿童糖尿病患者除了糖尿病本身对生长发育的严重影响外，还深深影响孩子的心理健康，带泵后，孩子可以恢复正常的生活，身心都可以健康成长。美国、加拿大、法国、澳大利亚等国政府就是在看到了胰岛素泵治疗儿童糖尿病患者的重要作用才将胰岛素泵治疗列入医疗保险的范围。

佩戴胰岛素泵安全吗？

很安全。好的厂商的胰岛素泵都有许多安全性能保证运行，如专利的安全马达技术，不会产生过量输注；胰岛素泵每小时自动进行十多次自检；最大基础率和最大餐前量的限定；如果输注系统阻塞，它会报警提醒您；胰岛素将用尽会提示；低电量会报警；手动自检功能；输注量控制精确，最小输注单位精度达0.1单位（U100）。

安装胰岛素泵是否很贵，物有所值吗？

胰岛素泵的价格目前还比较贵（需人民币4～5万元），但经济帐应该这样算：现在治疗糖尿病的费用80%用于治疗糖尿病慢性并发症，由于慢性并发症是不可逆转的，花费大量的治疗费用也并不见效，而安置胰岛素泵，使血糖水平严格控制到正常，也就很少发生并发症，未来治疗慢性并发症的费用可大大节省。当糖尿病患者因血糖控制不佳，面临失明、肾衰竭、心肌梗死、脑中风抢救时，他可能会后悔当初怎么没想到及时去安装一只胰岛素泵。因此，从某种意义上说，糖尿病患者及早安装胰岛素泵，严格控制血糖，是对未来健康的良好投资。

人胰岛素类似物

——朱禧星教授与您谈

除了饮食和运动治疗，药物在治疗糖尿病中也是一个重要环节。我们已拥有多种口服药和胰岛素制剂，然而，由于不同的药物尚存在某些不足之处，要理想控制糖尿病在有些患者中并非易事。这促使一些新型药物问世，人胰岛素类似物就是其中一例。

什么是人胰岛素类似物？

人胰岛素具有它特定的分子结构，它具有 A 和 B 两条链，共有 51 个氨基酸按特定程序排列，A、B 链由两条连接肽相连而成。如果将其结构进行修改，例如在某些序号上置换、删除或附加一个至几个氨基酸或蛋白质，就形成了另一个与人胰岛素类似但又不相同的物质，称之为人胰岛素类似物。结构经过修改了的人胰岛素类似物，即使其修改甚为细微，其生物效应与人胰岛素可有很大的区别。

为何要合成人胰岛素类似物？

在药物治疗糖尿病时，应尽可能模拟人体胰小岛 β 细胞分泌胰岛素的自然规律，以期取得更好控制餐后 2 小时为主的餐后血糖和明显减少低血糖反应的疗效。我们已有多种胰岛素制剂，经一日单次或多次注射后已能使大多数患者的血糖和糖化血红蛋白得到很好控制，然而，出现低血糖反应的机会还不少，尚有小部分患者的糖尿病控制还不够理想。速效和超慢效人胰岛素类似物联合应用，可更好模拟在 24 小时内于负荷后和基础状态时 β 细胞分泌胰岛素的自然规律，可望取得更为理想的效果，且速效类似物因其起效甚速，药效时间短，故后发低血糖反应也明显减少。

胰小岛 β 细胞分泌胰岛素的正常规律是怎样的，2型糖尿病时有何异常？

1. 正常人于静脉快速注入 20 克葡萄糖溶液（负荷）1 ~ 3

分钟内即急速出现一个胰岛素分泌高峰，在 10 分钟内又迅速回落接近基线水平，这一尖峰代表胰岛素第一相分泌。10 分钟以后的第二时相分泌峰，其大小和持续时间取决于当时高血糖的程度和持续时间。

此外，β 细胞在基础状态下，按代谢需要，在 24 小时内，以脉冲方式分泌小量胰岛素，75% 属高频脉冲，每 6 ~ 10 分钟分泌 1 次，少数为低频，约 2 小时 1 次，统称为基础分泌。

2. 在 2 型糖尿病时，第一时相分泌消失或低平，第二时相增大，基础脉冲分泌变小而不规则。

胰小岛 β 细胞分泌胰岛素的正常规律有什么临床意义？

正常时，经静脉葡萄糖刺激后胰岛素第一相分泌的存在，对控制餐后不发生高血糖和高胰岛素血症极为重要。临床上有以口服葡萄糖 75 克后 30 分钟（早时相）的胰岛素血浓度来粗略反映第一时相的分泌。研究证明静脉滴注胰岛素使其血浓度高峰出现在进餐开始后 30 分钟内（模拟早时相），则其效果好，较高峰出现在 30 ~ 60 分钟的一组有显著统计差别。脉冲样的胰岛素基础分泌的完整性对静息和禁食后的血糖调控很重要，临床上不可忽视。

目前有哪些人胰岛素类似物制剂可用于临床？

现有速效和超慢效 2 种人胰岛素类似物制剂用于临床。

速效胰岛素类似物制剂中有门冬胰岛素制剂（aspart）和赖 – 脯胰岛素制剂（lispro），速效类似物制剂皮下注射后其六聚体比可溶性（短效）人胰岛素制剂更快解离成单体，故起效甚速，效应时间则较短。以门冬胰岛素制剂（商品名诺和锐）为例，系由门冬氨酸置换人胰岛素 B 链第 28 位上的脯氨酸而成，其效应与置换前人胰岛素制剂有很大区别，参见表2，故可在糖尿病患者中恢复或模拟早时相分泌，因其作用较短，后发低血糖反应也少。

表2 诺和锐与中性可溶性人胰岛素对比

	诺和锐	中性可溶性人胰岛素
起效时间	10～20分钟	30分钟
达峰时间	40分钟	1～3小时
作用持续时间	3～5小时	8小时

诺和锐与常规人胰岛素对比，其药代动力学特性是常规人胰岛素的一半左右。其起效时间是10～20分钟，达峰时间为40分钟，作用持续时间是3～5小时。

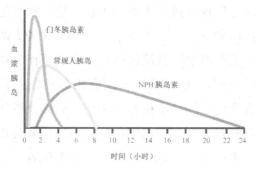

图2 门冬胰岛素与人胰岛素作用时间对比

超慢效类似物制剂中有甘精胰岛素（glargine）和detemir胰岛素。以甘精胰岛素制剂为例，系在原来人胰岛素A链21位置换成甘氨酸，在B链末端（第30位）之后额外附加2个精氨酸而成，与一般长效胰岛素的区别是该药于皮下注射后在中性组织中形成沉淀，使药物吸收既慢又稳定，在24小时内血浆基础胰岛素趋于稳定，也不出现血胰岛素高峰，因而甚少低血糖反应；此药每天适量注射一次，连续12天也无积蓄现象，故可模拟正常基础胰岛素分泌，有利于改善糖代谢。

人胰岛素类似物制剂与人胰岛素制剂在作用和使用上有何区别？

1. 人胰岛素类似物制剂主要用于一般情况下调控血糖和减少减轻低血糖反应，适用于：对高血糖症不能用现有药物获得理想控制，且常伴有低血糖反应的 1 型和 2 型糖尿病患者的得益可能最大；对低血糖反应特别是夜间低血糖反应风险耐受性差者，如老年患者等；在日常生活中需要一定灵活性，特别对按时进餐有困难的患者。

应该注意，人胰岛素类似物制剂在分子结构上与胰岛素制剂不完全相同，虽现有研究未发现不良反应，仅甘精胰岛素在注射部位有轻微痛和反应，不影响继续治疗，两种类似物的免疫原性也甚低，形成胰岛素结合抗体的发生率并不比应用可溶性胰岛素或 NPH 高，但尚不够了解其长期应用对妊娠患者有无特殊的免疫原性不良反应，故尚不推荐应用；在肝和肾脏功能受损的患者中，门冬氨酸胰岛素在体内的药代和药效代谢特点虽无异常，但也还不够了解在肝或肾脏有较明显损害的患者中，长期应用后有无不良反应，对这些患者的应用目前宜持谨慎态度。

2. 胰岛素类似物制剂与胰岛素制剂一样，主要采用皮下注射。速效类似物制剂应在进餐时（餐前即刻）皮下注射，也可在餐后即刻补漏注射，依然有效而有其灵活性，但应尽量在进餐时注射，而对短效胰岛素制剂则要求在餐前 30 分钟皮下注射。

初次剂量，必要的监测和剂量的调整方法，应参照胰岛素应用原则，根据当时糖代谢控制状况，原用胰岛素剂量而定。由于速效胰岛素类似物作用持续时间仅 3 ~ 5 小时，晚餐时注射后至午夜后药物浓度下降，血糖有上升趋势，因而需与超慢效类似物联合应用以控制基础血糖。

速效类似物制剂也可采用连续皮下输注给药。

临床上，在几组共 1 900 例 1 型糖尿病患者中，对门冬氨酸胰岛素和可溶性胰岛素的疗效进行长达 3 年的比较，门冬氨酸胰岛素能明显降低并维持 HbA1c 水平，餐后血糖变化（以 3 次正餐间 8 个时点的血糖增量来表示）统计学明显低于可溶性胰岛素，并还明显降低严重夜间低血糖反应；在 204 例 2 型糖尿病 3 个月的观察中，门冬氨酸胰岛素同样可降低餐后血糖和糖化血红蛋白水平，其程度优于可溶性胰岛素。

超慢效类似物，如甘精胰岛素制剂，每日 1 次，于 21:00 ~ 22:00 皮下注射，建议剂量为 5 ~ 10 单位（U）左右，但须根据具体情况而定，并须监测血糖和调整剂量。也可采用中效胰岛素睡前一次或早晚各一次皮下注射以替代甘精胰岛素。

在 349 例 1 型糖尿病中观察 28 周疗效，甘精胰岛素较中效胰岛素更明显地降低空腹血糖和减少严重夜间低血糖反应。在 6 组 600 余例，疗程分别为 4 周、28 周和 12 月的 2 型糖尿病患者中，比较甘精胰岛素或中效胰岛素（每日 1 次或 2 次注射）治疗结果，二者对降低空腹血糖和糖化血红蛋白的效果相仿，但甘精胰岛素较中效胰岛素明显减少夜间低血糖反应的发生率。

人胰岛素类似物的前景如何？

人胰岛素类似物是在 20 世纪 90 年代末期研制成功，速效类似物于 1999 年和 2001 年先后在欧、美用于临床，2002 年在国内上市。由于问世较晚，临床实践经验积聚尚不够丰富，如胰岛素类似物与口服抗糖尿病药的联合应用，类似物对伴有妊娠、肝、肾功能明显损伤的患者尚需观察其长期效应和不良反应，还有如探索非注射型类似物的可能性，以方便给药等，均有待于进一步研究。

肠促胰素类药物

——邹俊杰教授与您谈

什么是肠促胰素?

20 世纪 80 年代,科学家研究发现口服葡萄糖与静脉输注相比能导致更多胰岛素分泌,因而推测消化系统可能存在促胰岛素分泌的物质,口服葡萄糖可促进该物质分泌,呈葡萄糖依赖式。进一步研究发现小肠的内分泌细胞可产生一种激素,这种激素能在进餐或者口服葡萄糖后促进胰岛素的分泌,因此人们命名它为肠促胰素(Incretin),肠促胰素主要有以下两种:胰高血糖素样肽 -1(GLP-1)和葡萄糖依赖的促胰岛素多肽(GIP)。

对 2 型糖尿病患者而言,口服葡萄糖和输注葡萄糖后胰岛素分泌量相当,提示 2 型糖尿病患者肠促胰素分泌量降低,并且 2 型糖尿病患者餐后 GIP 水平与常人相似,而 GLP-1 则显著减少,提示 2 型糖尿病患者出现了 GLP-1 缺乏,除此之外,GLP-1 还有减缓胃排空、抑制进食等,从而 GLP-1 有控制体重的作用,因此 GLP-1 成为 2 型糖尿病的治疗靶点,人们开始开发其做为糖尿病治疗药物的临床价值。

什么是胰高血糖素样肽-1(GLP-1)?

胰高血糖素样肽 -1(glucagon-likepeptide1,GLP-1)是由人胰高血糖素基因编码,并由肠道 L 细胞分泌的一种肽类激素,这种激素以葡萄糖依赖方式作用于胰岛 β 细胞,促进胰岛素基因的转录,增加胰岛素的生物合成和分泌,刺激 β 细胞的增殖和分化,抑制 β 细胞凋亡,抑制胰高血糖素的分泌,抑制食欲及摄食，延缓胃内容物排空等。上述作用可有效降低餐后血糖并使血糖维持在正常水平。

何为二肽基肽酶-IV 抑制剂，其降糖机制是什么？

人体内 GLP-1 的生物活性主要受二肽基肽酶 - IV（DPP- IV）的严密调节，DPP- IV 可去除 GLP-1 的 N 端二肽，使之失去活性。机体产生的活性 GLP-1 由于受到二肽基肽酶的降解和肾脏排泄的影响，在体内的半衰期仅为 90 秒左右，严重限制了 GLP-1 的应用。

DPP- IV 抑制剂通过抑制二肽基肽酶 - IV 而减少 GLP-1 在体内的失活，增加 GLP-1 在体内的水平，促进胰岛素分泌，抑制胰高血糖素分泌，进而达到控制血糖的目标。

二肽基肽酶 - IV 抑制剂作用机制与磺酰脲类药物的作用机制不同，在葡萄糖水平较低时，磺酰脲类药物也可增加胰岛素分泌，在 2 型糖尿病患者容易导致低血糖。二肽基肽酶 - IV 抑制剂发挥作用为葡萄糖依赖性，低血糖发生机率小，且不增加体重，对 2 型糖尿病患者而言，可能用药前景更大。

二肽基肽酶-IV 抑制剂有哪些？降糖效果好吗？

目前在国内上市的有西格列汀（捷诺维）、维格列汀（佳维乐）、沙格列汀（安立泽）等。

DPP-IV 抑制剂类药物是通过抑制 DPP- IV 来延长 GLP-1 和 GIP 的作用时间，促进胰岛素分泌，并抑制胰升糖素分泌，还可以促进和恢复 β 细胞功能，延缓胃排空，增强饱腹感，让患者减少摄食从而降低体重。所以 DPP- IV 抑制剂兼有调脂，减重和恢复胰岛功能的作用，对有效延缓糖尿病病程有一定的作用。

什么是GLP-1类似物?

人胰高糖素样肽 -1（GLP-1）类似物，与天然 GLP-1 分子结构相比有一个氨基酸差异，并增加了一个 16 碳棕榈酰脂肪酸侧链，与天然人 GLP-1 有 95% 同源性。并且由于脂肪酸侧链的存在，其分子不易被 DPP-IV 降解，并能与白蛋白结合，因而有较高的代谢稳定性，半衰期长达 12 ~ 14 小时。利用这个特性，GLP-1 类似物可以有效控制血糖，治疗糖尿病。

GLP-1类似物有哪些?

目前进入临床应用的 GLP-1 类似物有：艾塞那肽 (Exenatide)、利拉鲁肽 (Liraglutide) 等。

艾塞那肽是从美洲毒蜥蜴唾液腺中提取的生物活性肽 exendin-4，由 39 位氨基酸构成。其与天然 GLP-1 具有 53% 同源性，且与 GLP-1 受体的亲和力更强。作用时间长。因艾塞那肽主要经肾脏排泄。故不适宜中至重度肾损害或终末期肾病患者。

利拉鲁肽于与人 GLP-1 的同源性达 97%，其分子结构改变，可增强与白蛋白的非共价结合以及抗 DPP-IV 降解的能力，从而可延缓皮下注射部位的吸收与肾脏的清除。与艾塞那肽相比，利拉鲁肽起效较慢，作用时间更长，半衰期达 12 小时，可采用 1 次 / 天注射给药，且日剂量较小，安全有效。

第三节 血糖监测

糖尿病患者的血糖监测
——冯波教授与您谈

20世纪90年代以前，对于糖尿病病人要不要把血糖控制到接近正常或正常水平，认识不统一。1993年公布了一个大型临床研究的结果，明确了严格控制血糖可减少和/或延缓糖尿病慢性并发症的发生，改善了预后。以后的研究也都证明了此观点。因此监测血糖作为糖尿病代谢控制的必要要求而日益受到重视。而且此时已有袖珍血糖仪可供病人自己随时测定血糖水平。现在把血糖自我监测作为糖尿病治疗的"五驾马车"之一。

为什么糖尿病病人必须进行血糖监测？怎样进行血糖监测？著名内分泌学教授冯波打开了话匣子。

为什么把血糖监测作为糖尿病治疗的五驾马车之一？

糖尿病病人的血糖水平随时都在变化，对糖尿病慢性并发症会产生明显影响。随时监测血糖水平，是减缓和预防多种并发症的有效措施，防止高血糖，及时发现低血糖，特别是接受胰岛素强化治疗的病人和生病期间的糖尿病病人，有利于随时了解血糖变化情况，调整治疗方案。

糖尿病患者如果症状消失了，自我感觉良好，是否还要测血糖？

当然要，糖尿病自我监测要维持终身。症状消失和控制良好之间是有本质区别的。

正确监测血糖的频率是怎样的？

血糖监测的频率要因人而异。

如果是用口服降糖药治疗的患者，建议每周测血糖 4 次，如星期一测早餐前，星期三测午餐前，星期五测晚餐前，周六或周日测睡前。

如果是采用胰岛素治疗的患者，建议每天测血糖 2 次，如星期一至星期五测早餐前和晚餐前，星期六和星期日测午餐前和睡前。住院病人需严格控制血糖，一般每天测 4 ~ 7 次。

病情稳定者：每月 4 ~ 7 次，选择不同的时间段。若遇不同于平常情况，比如饮食、运动、用药异常等，随时增加检测血糖次数。

妊娠糖尿病或伴发其他疾病（感冒、心血管疾病等）者：每天至少 4 次或按医嘱每 4 天观察 1 次全天血糖谱（三餐前后、睡前或夜间 7 个点时）。

严格地讲，血糖控制是指全日血糖的总体控制。血糖监测要包括三餐前后与夜间的血糖水平。

不同时段监测血糖的意义不同吗？

空腹血糖反映自身基础状态胰岛素分泌的水平，餐后血糖反映糖负荷后胰岛素分泌的能力和外周组织利用葡萄糖的能力。药物治疗或饮食控制等患者尤其需要观察。通常餐后 2 小时血糖值是监测血糖较重要的指标之一。夜间血糖过高或过低，第二天凌晨都会出现高血糖，其治疗方法截然不同。

饭后2小时从什么时候算起?

因为你从吃第一口饭起就已经开始消化了,所以饭后 2 小时是从开始吃第一口饭开始算起。

哪些人需要监测血糖?

任何糖尿病病人在治疗过程中都应监测血糖。尤其是反复低血糖和酮症患者;强化胰岛素治疗者;口服降糖药疗效不稳定者;糖尿病伴应激状态如发热、肺炎、腹泻、麻醉、手术者、糖尿病高渗昏迷及酮症酸中毒者;妊娠糖尿病患者,更需要血糖监测。

此外,对糖尿病高危人群也应该进行定期监测,可以早期发现糖尿病和糖耐量异常状态,以便进行早期防治。

哪些人是糖尿病的高危人群?

主要有以下一些人:

1. 糖尿病病人的一级亲属,如父母、同胞和子女。
2. 有巨大胎儿(大于 4 公斤)分娩史的妇女。
3. 成年肥胖,尤其 40 岁以上的人群。
4. 目前血糖正常但有过妊娠糖尿病病史的妇女。
5. 患有高脂血症、高血压病或冠心病的病人。

血糖控制在怎样的范围比较理想呢?

目前我们对糖尿病病人血糖控制的标准如表3。

表3　糖尿病病人血糖控制标准

	三餐前（毫摩尔/升）	餐后2小时（毫摩尔/升）
理想水平	4.4 ~ 6.1	4.4 ~ 8.0
良好水平	6.1 ~ 7.0	8 ~ 10
控制差	> 7	> 11.1

为达到上述理想或良好标准，必须要监测血糖。

另外，除了监测血糖外，糖尿病病人还要定期监测糖化血红蛋白、尿微量白蛋白，定期眼底检查等。

血糖监测能否鉴别反应性高血糖和"黎明现象"？

在临床上有时碰到这样的难题，胰岛素不断加量但血糖反而升高，这需要明确是"苏木杰"现象还是"黎明现象"。

"苏木杰"现象的实质是一种反应性高血糖现象，是由于夜间发生的低血糖诱使升糖激素如糖皮质激素、儿茶酚胺、胰高糖素分泌导致的高血糖。

"黎明现象"是由于胰岛素分泌不足，不足以抵抗晨起不断升高的糖皮质激素、儿茶酚胺水平，从而导致的血糖升高。

为了鉴别这两个现象，我们可以监测凌晨2 ~ 3点的血糖，若发生低血糖则次日清晨的高血糖为反应性高血糖，否则为"黎明现象"，鉴别明确后可采取相应治疗措施。

有些病人血糖控制有问题，血糖控制不好的原因是什么？

由于糖尿病病人丧失调节糖代谢的能力，身体或外周环境的任何变化，如气候、饮食、运动、饮酒、劳累、情绪波动、降糖药物、肝肾疾病、感冒、妊娠等都能使一天中血糖波动很大。血糖太高可能是因为进食过多、运动太少、情绪压力较大、降糖药物剂量太小等；血糖太低可能是吃得太少、进餐过迟或误餐、运动过量、用药或用胰岛素过量等。

怎样监测血糖？

自我血糖监测是近 10 年来糖尿病患者自我管理的主要进展之一和重要手段。通过简单便携的血糖仪就可对自身血糖水平进行估计。病人只需用一小滴血，可以随时随地测血糖，看病时可以把测得的结果给大夫看。

目前市场上血糖仪有好几个品种，怎样选择？

选购血糖仪时要注意：

首先，要看血糖仪的结果是否准确，有没有进行过临床验证，与医院检验科的生化对比结果如何。

然后，要看看血糖仪的操作是否简单，是否有图像来指导你操作，校正是否方便等。

最后还应关注生产厂家的售后服务质量。

试纸保存也很重要。我们遇到好多病人监测结果不准确是因为没有保存好试纸或试纸的保存期太短。试纸都有一定期限的保质期，但是一旦开瓶后，往往只能保存 2～3 个月。但有些好品牌的试纸，开瓶后只要正确贮存，也能在规定的保质期内使用。

此外，还要考虑到采血笔。目前有些品牌的采血笔人性化的设计能将病人的采血疼痛减轻到最低程度，像罗氏的乐采采血笔，他采用了凸轮原理，能引导针头在水平线上直线运动，杜绝针头震动，减轻疼痛。他有多达 11 级的刺入深度精确调节可依据皮肤厚度和需血量多少自由设定，避免接触神经末梢产生疼痛。他的针头可以自动弹出，避免拔出针头误伤手指。

总的来说，国际知名公司生产的进口产品质量比较好，无论是准确性还是重复性都比较稳定，且操作简便、准确快速，受到了广大医生和病人的认同和喜爱。

什么是校正，怎样校正？

因为每批使用的血糖试纸的批号不同，通过校正来告诉血糖仪你正在使用的这批试纸的信息，确保结果的准确。

现在有些血糖仪采用了比较先进的密码牌校正技术，不用手工调节试纸号码，只需把密码牌插入血糖仪即可完成校正，非常方便，同时避免了密码号输入错误而引起的错误结果。

如何保证血糖检测的准确性？

血糖仪是监测血糖的好帮手，在使用时要注意：

1. 注意仪器的使用条件：初次使用前请详细阅读《使用说明书》，尤其留意仪器使用的环境条件（温度、湿度、海拔）及保存保洁方法。

2. 保证试纸的有效性：购买时注意试纸的有效期及试纸筒是否密封；养成每取一张试纸即随手盖紧筒盖的习惯；注意试纸的使用条件（温度、湿度）；请在有效期内使用。

3. 养成良好的操作习惯：备妥采血笔→消毒（清洁）手指、待干→开机、核对密码号、插入试纸→见滴血符号后滴血→读取结果、记录。

第四节　健康教育和心理调适

糖尿病患者的健康教育

—— 张家庆教授与您谈

为什么要强调健康教育?

这是国际糖尿病联盟提出的口号之一,这是很重要的。因为糖尿病是个慢性病,不像感冒看一二次病就解决问题。而且它与其他慢性病又不同,其治疗如饮食控制及运动等都要由病人在家自己掌握。如果病人不了解治疗要求,是不可能很好控制血糖的。具体的饮食品种及量都要由病人或其家属来执行,而且要能坚持。具体的活动种类及时间,也要靠病人理解后才能一直坚持直到达到目标。

糖尿病教育与预防有什么关系?

广义的教育不仅是对糖尿病病人的教育,而是针对所有人群的教育。为此,每年举办一次世界糖尿病日,对全社会进行宣传教育。因为要改善糖尿病病人的预后,一定要早诊断早治疗。而早诊断,不能靠有症状后才去医院诊治,而是要对年龄较大及易发生糖尿病者(如40岁以上、肥胖、高血压、有糖尿病家族史者等)每年体检查血糖,这样才能早期发现糖尿病。对体检所发现的糖尿病前期者(即血糖尚不够诊断标准,但又高于正常值者)进行预防糖尿病教育。要他们改善生活方式,即增加体力活动及减少饮食热卡总量及脂肪,尤其是饱和脂肪(荤油)。这样有可能减少糖尿病的发病率，起到预防作用。这些都要靠教育。

对已诊断为糖尿病的患者，教育起到什么作用？

要求他们了解治疗措施，很好执行，使血糖严格控制，减少并发症，尤其是急性并发症。因为糖尿病本身对生命没有即时危害，其危害在于并发症。尤其是急性并发症抢救不及时会危及生命。因此病人要了解酮症酸中毒及高渗性昏迷的症状，一有这些症状时立即急诊。另一方面更要注意用降糖药后可能发生的低血糖。一旦出现症状疑为低血糖，应立即测血糖并吃含糖食品或饮料。如果病人不了解这些注意点，就有可能发生危险。

对慢性并发症患者要不要教育？

当然要教育，但重点与急性并发症不同。病人要了解慢性并发症概况，如眼、肾、神经等并发症都与血糖控制不良有关。如再有高血压及血脂紊乱，就更易发生心脑等大血管并发症。这些并发症到后期往往是致命的。还有些并发症更要靠病人来预防，如糖尿病足。要注意足的护理，如鞋要宽松、洗脚水不能太烫、鞋内勿掉入异物、避免足部外伤等。

糖尿病教育的目的是什么？

让病人知道控制血糖要达到什么目标。一般空腹是 4.4 ~ 6.1 毫摩尔 / 升、餐后 2 小时为 4.4 ~ 8.0 毫摩尔 / 升，还有血压、血脂等要求。当不能达标时，应及时就诊，寻找原因并调整用药。

糖尿病教育还有其他什么方面？

当前更要消除社会上的一些误解或错误观点。例如有人认为"是药三分毒"，因而不肯吃药治疗，宁可花大价钱去买没有疗效的保健品。有人以为没有症状即好了，不去查血糖而自行停药。有人相信偏方验方。有人以为饮食控制即饥饿疗法，什么也不敢吃。有人以为只要不吃糖就好了，如此等等。耽误了病情，一直到出现了并发症才去找医师，往往为时已晚。如能及早进行教育，即可能大大改善预后。

糖尿病患者的心理调适

——李广智心理咨询师与您谈

糖尿病患者普遍存在抑郁或焦虑情绪吗？

研究表明成年糖尿病患者中抑郁障碍发生率为 9% ~ 27%。

糖尿病作为一种慢性内科疾病给患者带来许多应激影响。反复住院，长期就医，需要定期检测血糖，并依赖长期饮食控制及服药或注射胰岛素等措施减缓病情进展，时常担心出现并发症。

此外，患者可能自觉经济和家庭地位下降，产生自卑、自责等抑郁心理。同时患者的社交活动往往减少，内心的压抑没有正确途径宣泄，性格内向的患者易产生孤独心理。

多数患者非常关注血糖指标、每日进食和锻炼的情况及高昂的治疗费，甚至到处寻求良方。生活核心内容向"糖尿病"的过分转移导致患者敏感、多疑、紧张，这些都构成极大的心理应激，容易导致焦虑、抑郁等负性情绪的产生。

心理因素会引发糖尿病吗?

临床发现,在出现明显的糖代谢紊乱及糖尿病临床症状前,部分患者已经历应激性生活事件并表现出情感障碍。对糖尿病合并焦虑/抑郁症状的患者予抗焦虑和抗抑郁治疗后,患者的生化、免疫指标趋于恢复正常,血糖也随之下降。这提示负性情感应被视为糖尿病、特别是 2 型糖尿病的重要危险因素。

医护人员和家属应怎样呵护患者的心理?

护理人员或家属要对患者和蔼可亲,消除心理戒备,建立良好的关系。用宣泄法使积聚在患者内心的忧伤、委屈及怒气发泄掉,以升华法转移其矛盾心理,并且反复讲述糖尿病的治疗前景,让患者积极主动地配合治疗。

对于压力较大的患者,我们要用真诚的态度使之信任,把思想顾虑倾诉出来,让患者了解到糖尿病目前虽不能根治,但合理地控制饮食、适当地运动、科学地用药、良好的情绪可以很好地控制病情,并能像健康人一样工作、学习和生活。同时要取得患者的配合,使患者调适自己的不良心态,增强自我保护意识。

对于过分恐惧焦虑的患者,要纠正其对此病的错误认识,讲清楚糖尿病并非不治之症,以解除其精神压力,克服心理失衡状态,树立起战胜疾病的信心,积极配合治疗和护理,达到最佳效果。

鼓励患者定期参加糖尿病"病友会",让新旧患者之间互相交流经验。有的患者认为胰岛素就像毒品一样,一旦使用就会上瘾,导致用量越来越大,而拒绝皮下注射胰岛素治疗。应同主管医生一起对于满不在乎的患者介绍高血糖的危害性及不重视治疗已发生并发症的病例，帮助他们认识自身疾病的发生发展过程。

怎样自我调适，疏泄不良情绪？

自我心理调适、疏泄疗法即通过一定的方法和措施改变人的情绪和意志，以解脱不良情绪的痛苦。事实证明，疏泄法可使人从苦恼、郁结的消极心理中得以解脱，尽快地恢复心理平衡。当人们遇到这样或那样的精神创伤、长期不良情绪的刺激、挫折或打击后，不但会因为心理、生理反应促使心跳加快，血糖、血压升高，而且可诱发酮症酸中毒、高血压危象。

人们发现，凡是能够正确对待有关事物与善于排遣不愉快情绪的人，绝大多数都能保持身心健康而不生病。相反，总是积郁于怀或过分自我压抑的人，不但患糖尿病、冠心病、高血压、消化性溃疡等病的几率较高，而且患各类精神疾病的几率也高出普通人数倍。所以让人们将内心积郁的各种心理因素疏泄出来，是高血压病患者维持血压稳定的主要因素之一。

常用调适、疏泄心情的办法有：

（1）痛快地哭 疏导情绪，无论痛苦或愤怒，痛快地哭可以将身体内部的压力释放，将身体压力产生的有害化学物质及时排出。生活中常见这样的事例，某人由于某事，过于痛苦，劝其大哭一场后，心理压力就会明显减轻。如痛痛快快地大哭一场让眼泪尽情地流出来，就会觉得舒服些。

（2）向朋友坦白心事：有了不良的情绪，可以向他人倾诉，也可以向自己最亲近或要好的朋友谈心，诉说委屈，发发牢骚，以消除心中的不平之气。遇到什么烦恼心事，可以坦白地跟人说，寻求解决方法，闷在心里是不能解决或消除苦恼的。其次，要及时宣泄。如心有不平之事，可及时向知心朋友倾诉，千万不要闷在心里，以致气郁成疾，血压升高。

（3）用趣味性嗜好疏导情绪：看电影、电视、读书、绘画、练书法、唱歌、跳舞都可以消除生活上的压力，促使人的情绪好转。雄壮的歌曲可以振奋精神，放声歌唱可以提高生活的乐趣。人在憋闷时，找个适当的场合大声喊叫，把心中郁积的"能量"释放出去，也能解除烦闷。

（4）运动性疏泄：散步或其他运动，无须走太久，每天20分钟，也能减去紧张情绪。剧烈的运动更是好的办法，人在情绪低落时，往往不爱运动，越不活动，情绪越低落，形成恶性循环。事实证明，情绪状态可以改变身体活动，身体活动也可以改变情绪状态。

（5）远离不良环境、疏导情绪：各种情绪的产生都离不开环境。避免接触强烈的环境刺激，有时是必要的，但最好要学会情绪的积极转移，即通过自我疏导，主观上改变刺激的意义，从而变不良情绪为积极情绪。另一方面是从改变环境入手，如改变环境治疗、欢娱治疗，实际上都是通过具体环境的改变，减少环境对人体心理和生理上的不良刺激，形成积极的暗示作用，排除消极的不良影响，以达到治疗目的。如果你遇到烦恼、郁闷不解时，你可以试着改变目前所处的环境，此法对高血压病的治疗有明显的好处。

怎样应用音乐疗法缓解紧张、焦虑情绪?

国外一项医学调查表明，听音乐能够起到降低血糖和肾上腺激素水平的作用。医学家让他们听各种不同曲调和节奏的音乐，并分别进行了各种测试，结果发现，受试者在接受音乐疗法前后的空腹血糖和餐后2小时血糖的检查结果均有所下降。

音乐不仅能够表达人们之间的思想感情，陶冶人们的性情，还丰富了人们的生活。轻松、欢快的音乐能促使人体分泌一些有益于健康的激素、酶、乙酰胆碱等活性物质，从而调节血流量和兴奋神经细胞。音乐能直接影响人的情绪和行为，节奏鲜明的音乐能振奋人的精神，使人兴奋、激动；而旋律优美的乐曲，则能使人情绪安静，变得轻松愉快。

音乐是通过音响的作用来影响人体的生理功能的，首先是通过音响对人的听觉器官和听神经的作用开始的，继而才影响到全身的肌肉、血脉及其他器官的活动。由于音响有它自己的振动频率、节奏和强度，如果在传入人体之后，与机体内相应的振动频率和生理节奏相配合，就能引起极大的反应，这种反应称为共鸣反应。它能激发人体内所储存的潜能。因此，乐曲的节奏、旋律、速度、谐调等不同，就可表现出降压、镇静、镇痛作用和情绪调节作用等不同的效果。

糖尿病患者经常生气怎么办？

由于疾病和情绪的相互作用，糖尿病患者常易生气。心理学认为，修身养性，陶怡情操，常能远离生气、快乐长寿。

气度要大，君子坦荡荡、小人常戚戚。与人处事和为贵。人生在世，不如意之事十有八九，要能及时化解。少生气。遇到不开心之事，多往好处想想。有首歌，常读常新：

《莫生气》

人生就像一场戏，因为有缘才相聚。

相扶到老不容易，是否更该去珍惜。

为了小事发脾气，回头想想又何必。

别人生气我不气，气出病来无人替。

我若气死谁如意，况且伤神又费力。

邻居亲朋不要比，儿孙琐事由他去；

吃苦享乐在一起，神仙羡慕好伴侣。

第三章　胰岛移植与胰腺移植

胰岛移植和干细胞治疗糖尿病
——翁建平教授与您谈

无论是对于 1 型还是 2 型糖尿病，胰岛素都是主要治疗手段之一。发现胰岛素至今已经有 80 多年了，胰岛素的使用拯救了千千万万的糖尿病患者。但由于胰岛素本身结构特性，目前只能通过注射途径使用。近一个世纪以来，人们一直梦想有一种替代疗法。胰岛移植和干细胞治疗糖尿病是近年来的研究热点和糖尿病病人关注的焦点。记者获悉中山大学附属第一医院糖尿病中心主任、内分泌科主任翁建平教授对糖尿病胰岛移植的临床应用研究、2 型糖尿病的分子遗传学研究等造诣很深，获国家自然科学基金等课题研究经费近 400 万元。翁教授在包括美国糖尿病杂志、欧洲糖尿病学等杂志发表学术论文 80 余篇，是 2004 年教育部新世纪优秀人才计划支持者。曾获广东省政府授予的南粤优秀教师等荣誉称号，广东省科技进步奖 2 项。还是请翁教授谈谈吧。

什么是胰岛移植？

胰岛移植是从胰腺中分离纯化出大量具有胰岛素分泌功能的胰岛细胞团，移植入糖尿病病人的肝脏，并在肝内沉积、生长并能根据血糖水平分泌适量的胰岛素，从而达到不用外源性胰岛素而良好控制血糖的治疗方法。胰岛移植简便、安全，并且可以通过在体外预处理而减少胰岛的免疫原性，实现减少或不用免疫抑制剂，避免了长期应用免疫抑制剂所带来的危害。

哪些人适于胰岛移植？

胰岛移植的适应症主要是胰岛素绝对缺乏的1型糖尿病病人和胰腺切除的病人，也适用于以前进行过胰腺移植但胰腺失去功能的患者；如果1型糖尿病病人并发晚期肾功能衰竭，拟接受肾移植治疗，则可进行肾胰岛联合移植或肾移植后胰岛移植，这样不仅可以共用一套免疫抑制方案，得到"买一送一"的实惠，并且有研究表明因为血糖良好控制而延长了移植肾的存活时间。2000年7月以来，由于新型免疫抑制剂的使用其成功率得到了突破性的提高，目前已成功地应用于临床研究和初步在临床应用。但胰岛移植是一种技术要求极高的基础研究与临床技术相结合的治疗创新，目前国内尚处在研究阶段。我科根据广东省科技厅和卫生厅联合攻关重大项目要求，已进行了整整3年的研究，有望于近期内取得突破性进展和初步应用于临床。

胰岛移植的疗效怎样？

胰岛移植从理论上讲可以使患者脱离外源性胰岛素治疗，不发生低血糖而能理想控制血糖，阻止糖尿病慢性并发症如视网膜病变、肾病、神经病变的发生。但是它和其他器官移植一样也存在一些问题，如移植胰岛逐渐丧失功能，免疫抑制剂的不良反应等，但是大部分接受移植的患者可以较长期保持血C肽水平阳性，减少外源性胰岛素的用量，这对一些血糖难以平稳控制，并发症出现早，发展快的患者也是非常有益的。由于胰岛移植免疫方案中没有使用糖皮质激素，它的不良反应少于其他器官移植免疫抑制剂的不良反应，而且目前正在研究对胰岛的体外修饰以减少免疫原性，如果获得成功则可减少或不用免疫抑制剂。

胰岛移植的费用如何？

和所有器官移植一样，它的费用不菲。主要由三部分组成：供体、手术操作和免疫抑制剂的费用。如前所述，如果能够掌握好移植适应症，患者还是可以获得很大收益的。将来如果能减少胰岛的免疫原性或者诱导免疫耐受则可大大减少移植费用，目前全球很多科学家正在进行这方面的研究。

怎样解决人类供移植器官短缺的问题？

由于在分离纯化过程中会损失大量的胰岛，虽然经过改进，部分病人接受一次移植就可以达到脱离胰岛素治疗，但大部分病人需要接受 2～3 次移植；而且每年所得到的人胰腺数量远远低于每年新发生的 1 型糖尿病数量，因此胰腺的供需矛盾非常突出。由于人类供移植器官的短缺，近年来人们开始把目光投向异种器官移植研究。猪可能是最具潜力的供体来源，这是因为猪胰岛素与人类胰岛素结构只有一个氨基酸差异，其调节碳水化合物的生理功能与人的胰岛素相似，已用于临床治疗糖尿病多年；猪的代谢特点与人类相似；组织来源广泛，从猪胰腺分离胰岛在技术上是可行的。但猪体内所含的内源性逆转录病毒有可能传染给人类的问题和免疫排斥问题仍有待解决。

能否利用干细胞分化成胰岛细胞来解决胰腺短缺的问题？

从理论上讲干细胞确实可以分化成胰岛及其他细胞且来源不受限制，但由于体内干细胞分化为胰岛细胞的正常生理调节机制尚不完全清楚，干细胞体外分化为胰岛素分泌细胞的基础研究虽

然取得了一定的进展，但和异种胰岛移植一样离临床胰岛移植的
要求尚远。

目前国内外胰岛移植开展的状况如何？

由于同种异体胰岛移植分离纯化技术复杂，刚进入临床应用
不久，在国外也只集中在欧洲和北美一些医学院校的附属医院进
行，据统计，最近5年，全球40多个中心对近500例1型糖尿病
患者进行了胰岛移植。4年前，在广东省科技厅和卫生厅的特别资
助下，我们三家医院（中山一院，中山三院和珠江医院）组成了由
多学科教授、博士后、博士和硕士等组成的广东省胰岛移植协作
组。整整4年工作中，我们克服了分离、消化、纯化等过程中数十
个关键难题，建立了标准化的程序，自行设计和制造了国外不供应
中国的消化器，也花费了数百万元经费，目前已进入最后的临床阶
段。据了解，北京、上海、哈尔滨等地也有进行这方面的研究，但
国内罕有成功报道。我们期待着今天的胰岛移植能尽快成功应用于
临床，特别是国内的应用；我们也热切地期待明天能够将干细胞技
术及异种胰岛移植技术应用于适合移植的糖尿病病人的治疗。

近来陆续有某些医院宣称可以进行胰岛移植，但尚未得到学
术界的认同，移植效果也不得而知。异种胰岛移植的安全性尚不
确定，也有医院对患者进行猪胰岛移植，本人认为目前尚不成
熟。希望想接受胰岛移植的患者能有充分的思想准备和接受真正
从事这方面工作的医生和研究人员的咨询。

我非常愿意寄语广大的糖尿病患者朋友和家属：作为患者，
应该遵循目前的医学科学规律，合理地控制饮食、正确选择各种
药物包括口服药和胰岛素，将糖尿病相关的各种危险性降低到最
低水平，以减少各种并发症，提高生活质量和延长寿命。同时，
我们作为医学工作者，深知科学是循序渐进的过程，突破不是偶
然的，我们一切都必须从现在做起，我们必须一步一个脚印。

糖尿病的外科治疗：胰腺移植

——彭志海教授与您谈

糖尿病是终生性疾病，目前还无法根治。但是人类在病魔面前真的任其猖獗、无所作为吗？否！就此问题著名普外科教授彭志海接受了我们的采访。

糖尿病内科治疗的缺陷是什么？

1921 年发明并应用外源性胰岛素时，人类曾以为攻克了糖尿病，后来发现这仅是部分事实。胰岛素的应用使得患者死于酮症酸中毒的比率明显下降，但每年因糖尿病并发肾衰、失明、心脑血管疾病及周围神经病变的病例数仍在不断增加。

这些并发症的发生与糖代谢紊乱密切相关。事实上仅仅依靠外源性药物来严格控制血糖绝非易事，虽不断地调整着用药的剂量，患者仍始终处于血糖过高或过低的困境之中。

对 β 细胞已丧失功能的糖尿病患者，欲理想地控制其血糖，目前看来只有两种方法：其一，持续地检测血糖并持续地调整胰岛素用量；其二，移植有功能的 β 细胞，即开展胰腺或胰岛细胞移植。

胰腺移植能否治疗糖尿病？

科技的不断发展为糖尿病病人带来了新的希望，胰腺移植不仅能生理性地调节血糖，又能使受者细胞重新恢复对胰岛素的敏感性，达到彻底治愈糖尿病的目的。以往认为只有 1 型糖尿病才是胰腺移植的适应症，现在认为不论是 1 型还是 2 型糖尿病，只要发展到胰岛素依赖期都可以考虑胰腺移植。但这只占病人少数。

胰腺移植的历史是怎样的？

胰腺移植的历史与整个器官移植史和糖尿病治疗发展史密不可分。人类从了解到糖尿病是由于胰腺内分泌功能缺失所致的时候开始，胰腺移植的思想就已产生。

手术技术始终是早期胰腺移植的研究重点，从 20 世纪 20 年代后期到 60 年代中期，众多学者通过动物实验来探讨胰腺移植的手术细节。这些工作为后来临床应用奠定了基础。

第一例临床胰腺移植于 1966 年在美国明尼苏达大学完成，显示人类在攻克糖尿病的征途中又迈出了一大步。

至 20 世纪 80 年代中期，随着手术技术的不断完善、新型高效免疫抑制剂的不断开发应用，临床胰腺移植渐趋成熟。

至 2002 年 10 月，全球共施行胰腺移植 19 000 例以上，目前受者 1 年生存率达 96%。

我国胰腺移植现状如何？

自 1989 年同济医科大学开展我国首例胰腺移植以来，至 2001 年底，全国共有 20 个单位施行胰腺移植 93 例。为求手术安全，采用术式较为保守，其中胰腺外分泌大多采用膀胱引流，而胰腺内分泌均采用体静脉引流。

2002 年，上海市第一人民医院上海市器官移植中心在彭志海教授的带领下，在开展 2 例肠道引流式胰肾联合移植的基础上，又潜心研究并采用国际上最先进的胰腺移植方式，在国内率先开展门静脉－肠道引流式胰肾联合移植，迄今已开展3例，手术均获成功。患者在术后3～7天就完全停用胰岛素，目前（2004年8月8日）全身情况良好，其中2例已参加工作。

胰腺手术技术的关键在哪里？

生理上，胰腺具有外分泌和内分泌双重功能，因此，胰腺移植手术的关键在于如何安全合理地处理好胰腺的外分泌引流（引流胰液）和内分泌引流（引流胰岛素）。

1. 胰腺移植的外分泌引流：胰腺外分泌引流目前主要有膀胱引流式和肠道引流式两种。

膀胱引流式采用十二指肠膀胱吻合术，胰液经尿道排出，方法相对简单、安全、手术失败率低。但其远期并发症较多：胰液丢失引起代谢性酸中毒；尿液碱化引起慢性尿道炎、尿道狭窄；反流性移植胰腺炎；出血性膀胱炎；泌尿系结石；脱水等。

肠道引流式将胰液引流入肠道，符合消化生理，其分泌的胰液可发挥正常的消化作用，远期并发症少。但手术操作相对复杂。

由于肠道引流式更符合正常生理，远期并发症少，故随着外科技术的提高，国际上采用该术式呈逐年上升趋势，美国自1997年至2001年有2/3的胰肾联合移植采用该术式。

2. 胰腺移植的内分泌引流：胰腺移植的内分泌引流分体静脉引流和门静脉引流两种。

将含有胰岛素的静脉血采用体静脉（髂静脉）引流方法相对简单成熟，但并不符合生理，术后可引起高胰岛素血症，进而导致血脂代谢异常并加速动脉粥样硬化。

而采用符合生理的经门静脉引流，则可借助于肝脏的首过效应而消除高胰岛素血症，并可降低急、慢性排斥反应的发生率，改善患者和移植物的长期存活率。但该术式手术操作复杂，技术难度大，故直到 1992 年国际上才逐渐应用。

理论上，如能将胰腺的内、外分泌引流同时采用符合生理的方式：即门静脉–肠道引流式胰肾联合移植，则将获得最佳手术效果。近年，在美国一些大的移植中心，采用门静脉–肠道引流术式逐渐增多，并显示出良好疗效。

怎样解决胰腺移植中的排斥反应?

可采用抗排斥治疗。胰腺移植受体的免疫抑制方案与其他实体器官移植相同。

在 1980 年以前，胰腺移植的一年生存率总体为 20%。到 20 世纪 80 年代中期，随着环孢素的广泛应用，胰腺移植患者 1 年生存率上升到约 75%。20 世纪 90 年代中期随着他克莫司和骁悉的应用，移植胰 1 年存活率达 84% 以上。当前，随着各种新型免疫抑制药物的不断开发应用，胰腺移植排斥反应的发生率在不断下降，而且对于一旦出现的排斥反应，也可通过调整药物浓度而得到有效控制，故总体上，移植物和受体的长期存活率仍在逐年提高。

哪些糖尿病患者可采用胰腺移植?

由于手术的复杂性和术后需要应用免疫抑制剂，早期的胰腺移植仅限于合并尿毒症的糖尿病患者，故均为胰肾联合移植。

20 世纪 80 年代，美国明尼苏达大学对不伴有尿毒症的糖尿病患者常规实行胰腺移植，发现成功的胰腺移植不仅可以使患者不再依赖胰岛素，生活质量明显提高，而且可以预防、逆转或稳定因糖尿病引起的各种并发症。

20 世纪 90 年代以来，胰腺移植在数量和质量均得到进一步提高，到 20 世纪末，全球每年开展胰腺移植超过 1 500 例，其效果在当前免疫抑制时代是不错的。故众多学者认为应将胰腺及胰岛移植应用于尚未出现严重并发症的糖尿病患者。目前，国内外大多数移植中心都采用美国糖尿病协会（ADA）1998年制定的移植标准（表4）。

表4　胰腺移植适应症（ADA，1998）

胰肾联合移植（SPK）	（1）糖尿病伴终末期肾病（肌酐清除率<45毫升/分钟）
	（2）接近终末期肾病，开始或即将开始透析治疗者
	（3）糖尿病肾病行单独肾移植后，移植肾功能衰竭者
单独胰腺移植（PTA）	（1）出现以下两种或以上糖尿病并发症
	a. 糖尿病眼病
	b. 早期肾病（肌酐清除率>75毫升/分钟）
	c. 周围神经病变
	d. 血管病变
	（2）高度不稳定型糖尿病
	a. 反复发作、严重的酮症酸中毒
	b. 反复发作、严重的高血糖
	c. 高渗性昏迷
	d. 生活质量受损害
	（3）全胰切除术后
肾移植后胰腺移植（PAK）	移植肾功能稳定，但出现其他糖尿病并发症符合单独胰腺移植条件者

胰腺移植术后的病人生命质量如何？

从理论上讲，成功的胰腺移植后不必严格控制饮食，不必再应用胰岛素，血糖也能长期保持正常水平。同时还能有效地防止糖尿病的并发症，如视力好转、周围神经病变改善。病人能完全摆脱胰岛素和肾透析，重新融入正常的社会和家庭生活，体会着全新的健康人生。

但是胰腺移植毕竟是外科手术，有一定的创伤，术后还要进行抗排斥之治疗等，所以并不是任何糖尿病的病人都适宜胰腺移植，还是应该严格掌握，有适应症的病人才考虑实行胰腺移植。

能否不施行胰腺移植，仅仅施行胰岛移植?

功能性 β 细胞移植是糖尿病最有效的合乎生理的治疗方法。其技术手段非常简单，仅仅需要注射分离的胰岛。

从 1989 年起，国际上有几个研究小组成功地通过胰岛移植使糖尿病受体一过性地不依赖于胰岛素。

移植足够数量的 β 细胞团是临床胰岛移植成功的关键，但目前通常需要应用 3 个以上供体给 1 个受体才能达到这一目的。另外，分离的胰岛细胞能否在受者体内长期有功能存活是胰岛移植有待解决的另一难题。

也许将来随着胰岛移植技术的发展，胰腺和胰岛移植将起到不同的作用，胰岛移植适用于对胰岛素需求量少的糖尿病患者，胰腺移植适用于胰岛素需求量大或胰岛素抵抗的患者如 2 型糖尿病患者。

第四章　糖尿病急性并发症的防治

糖尿病酮症及酮症酸中毒
——于德民教授与您谈

众所周知，自从胰岛素被发现、应用及口服降糖药的合理应用，糖尿病已不可怕，可怕的是它的并发症。在诸多的并发症中，糖尿病的急性并发症往往更凶险、更能甚至是立即置人于死地。

糖尿病酮症酸中毒到底是怎样发生的？发生前有没有"蛛丝马迹"？能不能预防？这些问题一直是病人及其家属极其关注的问题，请听于德民教授为您讲解。

什么是糖尿病酮症酸中毒，有哪些危害？

糖尿病酮症酸中毒（DKA）是糖尿病最常见的急性并发症，是由胰岛素缺乏、体内葡萄糖不能被利用、大量脂肪分解产生了大量酮体所引起的以高血糖、高酮血症（血酮 ≥ 5 毫摩尔 / 升）和代谢性酸中毒为主要改变的临床综合征。

体内胰岛素严重缺乏可导致酮症酸中毒。因此 1 型糖尿病易发生，2 型糖尿病或用胰岛素治疗的 1 型糖尿病病人，在许多诱因作用下，升糖激素（即胰岛素拮抗激素，如胰高血糖素、儿茶酚胺、生长激素和可的松）增多，使体内呈现严重的胰岛素不足，而导致葡萄糖利用障碍，脂肪分解增快，酮体生成增多，最后导致酮症酸中毒。

临床上以发病急、病情重、变化快为特点。若发生后未得到及时救治可造成脱水、酸中毒、电解质紊乱，严重者可造成循环衰竭、昏迷甚至死亡。

但如果及时发现并在专业医师的医治下是可以很快被纠正的，上述不良后果是可避免的。

糖尿病酮症酸中毒诱因有哪些？

感染是最常见的诱因，另外胰岛素治疗中断或不适当减量、饮食不当、创伤、手术、妊娠和分娩等应激情况下可发生，但有 10%～30% 患者可无明确诱因而突然发病。且临床上还可见许多患者（约 10%）以糖尿病酮症酸中毒为首发表现而发现糖尿病的。

近年来，多种糖尿病治疗手段和药物面世。其中一些疗法并无显著效果，有的患者轻信这些疗法而放弃正规治疗方案从而诱发 DKA。例如我院（天津代谢病医院）曾有一女性患者病史 10 年，近 3 年来一直注射胰岛素控制血糖，但其道听途说"中医按摩可降糖且不打针不吃药"，她便自行停用胰岛素采取此"治疗方法"，1 周后发生了严重的糖尿病酮症酸中毒昏迷而入院，经过我们医生的抢救挽救了其生命。

糖尿病酮症酸中毒与酮症有什么关系？

它们是疾病发展的不同阶段，根据病情发展及严重程度可分为糖尿病酮症、糖尿病酮症酸中毒、糖尿病酮症酸中毒昏迷三个阶段。疾病初期仅在化验时发现尿中酮体阳性、血糖升高，而其他代谢性指标无明显异常时称为酮症。若在此时期未得到及时医治病情继续发展，酮体这些酸性代谢产物大量蓄积，引起血 pH（酸碱度）、二氧化碳结合力（CO_2CP）下降，表现为呼吸深而快、脱水、周围循环衰竭时称为酮症酸中毒。病情若继续发展可出现神志改变，轻者烦躁，重者淡漠、迟钝、嗜睡甚至昏迷时称为糖尿病酮症酸中毒昏迷。

什么是酮体，酮症是怎么回事？

酮体是脂肪酸在肝脏氧化时的代谢产物，它专指乙酰乙酸、β-羟丁酸及丙酮。正常情况下血中酮体含量很少，但在饥饿、高脂低糖饮食及糖尿病时，脂肪消耗增加，酮体生成增多。

若超过肝外组织利用酮体的能力，引起血中酮体增加，称为酮血症；当超过肾脏回收能力时，则尿中出现酮体，称为酮尿症。临床上统称为酮症。

尿中出现酮体是糖尿病酮症吗？

不一定。尿中出现酮体可能是糖尿病酮症，也可以是饥饿性酮症或是高脂低糖膳食引起的酮症。后两者血糖不高，尿糖阴性，有助于鉴别。另外需要注意的是糖尿病另一急性并发症高渗性非酮症高血糖性昏迷患者尿中酮体可呈弱阳性。

为什么糖尿病酮症酸中毒时血糖浓度容易升高，但往往比高渗性非酮症昏迷要低？

因为 DKA 时体内胰岛素缺乏、机体对胰岛素敏感性下降及升糖激素分泌增多，使患者体内糖的利用及糖原合成减少，糖原分解增多从而使血糖升高；但是 DKA 时脂肪酸氧化增多使糖异生所需原料（丙氨酸）减少，从而抑制肝糖异生，故其血糖升高很少超过 27.8 毫摩尔 / 升。

为什么糖尿病酮症酸中毒容易引起低钠、低钾现象?

DKA 在严重脱水时钠、钾均有丢失。渗透性利尿排出大量钠、钾；恶心、呕吐、厌食、摄入减少等因素均可引起低钠、低钾血症。但由于脱水，酸中毒有时可掩盖低钾血症，随着治疗进程补充血容量、纠正酸中毒后可发生严重低血钾。

为什么糖尿病酮症酸中毒时会出现腹痛?

DKA 患者腹痛较为常见，通常被误诊为急腹症。其发病机制尚不明确，可能由于脱水低灌注造成缺血性肠病及胰腺血管循环障碍所致，另外也可能与低钾引起肠胀气和麻痹性肠梗阻有关。

为什么糖尿病酮症酸中毒易并发脑水肿?

DKA 严重时导致失水、循环障碍、渗透压升高及脑细胞缺氧，这些均可引起中枢神经功能障碍，出现不同程度的意识障碍、嗜睡、反应迟钝以至昏迷，后期可发生脑水肿。另外在纠酮过程中若血糖下降过快造成脑细胞内外渗透压改变也可引起脑水肿。

糖尿病酮症酸中毒的化验指标有何异常?

化验指标主要看尿检和血检。

（1）尿液检查：尿糖和尿酮体强阳性。

（2）血液检查：①血糖升高，通常在 16.7 ~ 33.3 毫摩尔 / 升。②血酮体强阳性。③二氧化碳分压（$PaCO_2$）下降，pH < 7.35。

④血钾正常或偏低，尿量减少后可偏高，治疗后易出现低钾；血钠、氯偏低。⑤即使不合并感染血白细胞及中性分类也可升高。

怎样使用尿酮试纸？

使用尿酮试纸与尿糖试纸方法大致相同，简便易行，可供患者在家中自行检测酮体有无。即将尿酮试纸浸入尿液湿透1秒钟，30秒后观察颜色变化与标准色板对照。

怎样使用酮体粉检测酮体？

过去我们应用此方法检测酮体有无，但其检测结果受较多因素影响，现已较少使用。将尿液覆盖酮体粉后观察颜色变化，半分钟出现紫色为强阳性，1分钟出现为阳性，2分钟出现为弱阳性，大于2分钟出现无意义。

糖尿病酮症酸中毒的临床表现有哪些？

①原有症状加重，如"三多一少"症状更加明显。②极度虚弱、乏力。③呼吸深而快，呼气时有"烂苹果"味。④明显食欲减退，恶心呕吐或腹部不适，少数病人可有剧烈腹痛，似急腹症。⑤肌肉酸痛。⑥明显脱水，黏膜干燥。⑦循环不良，脉搏加快，四肢发冷。⑧神志改变，轻者烦躁，重者淡漠、迟钝、嗜睡甚至昏迷。

诊断糖尿病酮症酸中毒的关键是什么？

糖尿病酮症酸中毒的诊断并不困难，依据糖尿病病史、临床表现及实验室检查很容易诊断。关键在于医生想到发生酮症酸中毒的可能性。

糖尿病酮症酸中毒能引起哪些并发症？

常见的包括肺水肿、高脂血症、胰腺炎、心肌梗死及多器官功能衰竭。另外还包括医源性并发症：低钾血症、低血糖、脑水肿等。

糖尿病酮症酸中毒的治疗原则是什么？

糖尿病一经诊断应立即进行治疗，治疗原则主要包括：①补液：这是首要的、极其关键的措施，通常用的液体是生理盐水，在补液过程中还应根据血糖改变液体种类，如葡萄糖水或糖盐水等。②小剂量胰岛素静脉输注。③补钾：病人常伴失钾，经补液已排尿就应开始静脉补钾。④补碱：当动脉血 pH 值＜ 7.1 时可用小剂量碳酸氢钠。⑤监测：每 2 小时测血糖一次，测定尿糖及尿酮体，注意电解质和血气变化。监测肝肾功能、心电图等，以便及时调整治疗方案。⑥要积极治疗诱因及并发症，防止诱因反复。

大剂量胰岛素治疗糖尿病酮症酸中毒有什么缺点？

以往临床实践表明大剂量胰岛素治疗不利于糖尿病酮症酸中毒的纠正，现已不再使用，其主要缺点包括：①降糖速度过快易导致低血糖及脑水肿的发生。②大剂量胰岛素使血液中钾离子大量向细胞内转移造成严重低血钾。

小剂量胰岛素治疗糖尿病酮症酸中毒的根据是什么，怎样应用？

近年来大量基础研究和临床实践表明，小剂量胰岛素治疗方案有简便、有效、安全、较少引起脑水肿、低血糖、低血钾等优点。小剂量胰岛素治疗的理论基础是：①此剂量能抑制脂肪分解和糖异生以消除酮体。②此剂量不足以导致钾转移至细胞内。③低血糖反应几乎可以避免，脑水肿发生极少。

具体的方法为按 0.1 单位 /（小时·千克）计算，每小时静滴 4 ~ 6 单位为可靠剂量，治疗中每 1 ~ 2 小时测血糖、尿糖及尿酮体定性，以便根据测定指标调整胰岛素剂量，但具体的方案应由专业医师根据患者的不同情况采取个体化方案。

用胰岛素治疗糖尿病酮症酸中毒时应注意什么？

最重要的是要遵循小剂量胰岛素治疗的原则，胰岛素的用量一般不超过 50 单位。若治疗 2 小时血糖无肯定下降，胰岛素剂量可加倍。当血糖降至 13.98 毫摩尔 / 升时，可用 5% 葡萄糖加胰岛素继续静滴直至酮体消失。病人能进流食之后，改为常规皮下注射胰岛素。

糖尿病酮症酸中毒时需要补碱治疗吗？

DKA 的基础是酮体堆积，纠正酸中毒不宜过早、过快。轻、中度酸中毒在用胰岛素后酮体产生即停止，酸中毒可因此而自行消失可不必补碱；在严重酸中毒时如 pH < 7.1 需要补碱治疗，可用 5% 碳酸氢钠（$NaHCO_3$）配成等渗溶液缓慢静滴，1 小时后复查血 pH（酸碱度）必要时再给下一剂量。血 pH > 7.2 时停止补碱。

哪些因素能影响糖尿病酮症酸中毒的预后？

DKA 经过及时抢救治疗，其预后多属良好，若并发肾衰、心衰或多器官功能衰竭，其预后将根据衰竭的器官数目而定。若 DKA 不及时治疗，其预后多属不良。

如何预防糖尿病酮症酸中毒的发生？

酮症酸中毒如能早期发现、及时治疗，效果较好。当然，更重要的是预防酮症酸中毒的发生。

①糖尿病人及家属要掌握糖尿病的基础知识，提高对糖尿病酮症酸中毒的认识。一旦怀疑本病应及早到医院就诊。②要严格遵守胰岛素及降糖药物的治疗方案，不能随意减量，更不能中断治疗。③经常监测血糖、尿糖、尿酮，了解尿量、体重的变化。发现血糖增高，及时就诊。有条件者可行自我血糖监测。④坚持血糖和运动疗法，增强体质，预防感染。⑤如果发生急性病时，特别是严重的感染，必须尽早得到医生的治疗。

糖尿病高渗性昏迷

——胡仁明教授与您谈

糖尿病高渗性昏迷是糖尿病的一种急性并发症，常发生于50岁以上的2型糖尿病患者，其可以造成很高的血糖和血渗透压，患者很容易发生昏迷，一旦发病，死亡率极高，预后差。华山医院胡仁明教授谈到，高渗性昏迷虽然凶险，但是平时注意自我保健和及时就诊，是可以预防和治疗的。

糖尿病高渗性昏迷的诱发因素有哪些？

在胰岛素缺乏的基础上，一些常见的因素可诱发糖尿病高渗性昏迷，这些因素包括：

1. 应激：感染最常见，尤其是呼吸系统感染、尿路感染、胃肠道感染等。此外还包括外伤、手术、心肌梗死、消化道出血、脑卒中等。

2. 饮水不足：老年人口渴感减退或昏迷，而造成进水太少血液浓缩等。

3. 失水过多：如发热、严重呕吐、腹泻等。

4. 高糖摄入：有糖尿病而自己不知，没有采取正规的治疗，甚至因其他疾病而误用高糖输液，致使血糖显著升高等原因。

5. 影响糖代谢药物的应用：如肾上腺皮质激素、利尿剂等。

糖尿病高渗性昏迷是怎么发生的？

糖尿病患者存在上述诱因时，可导致血糖明显升高，机体脱水，血渗透压明显升高；与此同时，机体相应的代偿功能下降，血液浓缩，促进血糖、血钠进一步升高，引起恶性循环，结果出现不同程度神经系统障碍。

糖尿病高渗性昏迷有何特征？

患者多为60岁以上的老年人，2/3有糖尿病病史。起病多缓慢，最初糖尿病症状加重，数天里尿量增多，但饮水并不多，疲乏无力，头晕，食欲不振等。随着病情的发展，患者脱水日趋严重，会出现眼窝凹陷，皮肤干燥、缺乏弹性，心跳增快，血压下降，尿量减少等，严重者出现烦躁、精神恍惚、反应迟钝、表情淡漠甚至昏迷。无糖尿病史者常被误诊为脑血管病或其他神经系统疾病，贻误治疗。

糖尿病高渗性昏迷诊断要点是什么？

凡是中老年人神志不清者均应考虑本病，诊断时应综合考虑其病史、特有体征和化验检查，

主要诊断依据是：

1. 中老年人，临床上伴发明显的脱水和意识障碍。

2. 血糖≥ 33.3 毫摩尔 / 升（600 毫克 / 分升）。

3. 血浆渗透压≥ 350 毫渗量 / 千克（mOsm/ 千克）。

4. 血、尿中有或无酮体。

糖尿病高渗性昏迷诊断的应注意哪些问题？

在确诊糖尿病高渗性昏迷时应注意与其他引起昏迷的常见疾病相鉴别：

1. 低血糖昏迷：有明显的糖尿病病史，服用口服降糖药物如优降糖，或错误注射胰岛素、未按时进餐等，急查血糖即可鉴别。

2. 本病可同时合并酮症酸中毒、乳酸性酸中毒，查血糖、渗透压、血乳酸和血尿酮体即可鉴别诊断。

3. 脑血管意外可诱发本病，同时本病亦可并发脑血管意外，根据血糖、血压、渗透压、颅脑 CT 可进行鉴别诊断。

糖尿病高渗性昏迷治疗原则是什么？

1. 去除诱因，对症处理：如抗炎、维持生命体征的支持治疗等。

2. 由于严重失水、高渗状态为本症的特点，故迅速补液、扩容、纠正高渗为处理的关键。补液目前多数主张开始输等渗液，补液速度应遵先快后慢的原则。

3. 胰岛素应该小剂量持续静脉滴注，使血糖稳步下降，注意加强监测血糖。

4. 纠正体内环境紊乱。

5. 纠正酸中毒：一般不需要用碱性药物，当明显酸中毒时，可予14%碳酸氢钠（$NaHCO_3$），但不宜过量，以免加重组织缺氧。

糖尿病高渗性昏迷怎样预防？

1. 老年糖尿病患者要加强自我保健的意识，合理治疗，严格控制血糖。如果有口渴、多饮、多尿加重，或出现消化道症状如恶心呕吐等症状时，须立即就诊、正规治疗。

2. 要注意饮水，一定不要限制饮水，防止脱水。注意限制进食含糖饮料。

3. 规律生活、合理起居，注意锻炼，防止各种感染、应激等情况。

4. 任何不适时均应加强血糖监测。

糖尿病高渗性昏迷预后如何？

本病的死亡率高达40% ~ 70%，以下因素影响预后：

1. 年龄越大死亡率越高，死亡者多为60岁以上者。

2. 发病前有糖尿病慢性并发症者或合并其他疾病者死亡率高，包括：糖尿病肾病、冠心病、脑梗死、高血压、肝胆病、慢性支气管炎、肺气肿等。

3. 因未及时就医导致高渗状态持续时间越长，死亡率越高。

糖尿病患者的低血糖症

——尹潍教授与您谈

正常人血浆（清）葡萄糖测定值：空腹是 3.3 ~ 6.1 毫摩尔 / 升（60 ~ 110 毫克 / 分升），餐后血糖为 3.3 ~ 7.8 毫摩尔 / 升（60 ~ 140 毫克 / 分升）。血糖值低于 2.8 毫摩尔 / 升（50 毫克 / 分升），伴有症状和体征称为低血糖症。少数病例不伴有自觉症状。

低血糖在使用胰岛素治疗的糖尿病病人中最常见，也是比较严重的合并症之一。糖尿病病人应用磺脲类药物治疗，也会出现低血糖。

严重的低血糖和低血糖昏迷，对神经系统的影响是很大的。如不进行抢救，昏迷 6 小时以上可造成不能恢复的脑组织损坏，甚至死亡，及时抢救过来，也会变成傻子。低血糖发生后，如无人发觉、抢救不及时或治疗不当可引起死亡。低血糖严重地威胁着糖尿病病人的生命。

为此，我们请来了内分泌学领域的老前辈尹潍教授给大家谈谈低血糖的防治。

糖尿病低血糖症的诊断标准是什么？

已确诊的糖尿病患者，血糖测定值低于 2.8 毫摩尔 / 升（50 毫克 / 分升），或出现低血糖症状和体征；血糖值不低于此值，但因血糖短期内下降太多，例如由 11.1 毫摩尔 / 升（180 毫克 / 分升）快速下降至 4.4 毫摩尔 / 升（80 毫克 / 分升），虽然血糖在正常范围，但也会有症状和体征。

低血糖是怎样发生的?

最常见的是口服降糖药或注射胰岛素剂量过大，或剂量未变，但因某种原因没能按时进食或食入量太少。有的患者因加大了体力活动量，或在发热、外伤、手术、分娩时，能量消耗一时增多，又未能补充热量所致。

为什么老年糖尿病患者易发生低血糖症?

老年人各器官功能不如青壮年时，抵抗胰岛素作用的内分泌器官反应迟缓。体内需要血糖浓度增高时，胰高糖素、糖皮质激素、肾上腺素等分泌迟缓或不足，不能及时动员储备的糖原以升高血糖。加上老年人食量减少，肝脏、肌肉内储存的糖原较少，消瘦的老年人脂肪储备更少，不足以转化成足量葡萄糖供需要。

低血糖反应的临床表现有哪些?

主要表现在两方面。

1. 交感神经系统兴奋和肾上腺素分泌增加的表现。出现饥饿感、心慌、出汗、紧张、软弱无力；体征是面色苍白，四肢冷汗，发凉，颤抖，心率加快，血压升高。常发生于血糖下降快、糖尿病慢性并发症少的患者。

2. 神经中枢功能异常的表现。可以在上述症状之后进一步发生，也可作为首发或主要症状，见于多年糖尿病或老年患者，有自主神经系统病变者，或血糖下降缓慢、程度重，或原有脑血管病的患者。表现为头痛头晕，不安躁动，语言障碍，定向力或识别力突然丧失，或精神失常；进一步可抽搐、偏瘫、昏睡，呼吸、血压处于被抑制状态，以致死亡。

为什么患低血糖昏迷6小时后就会死亡？

昏迷是中枢神经系统严重受损的结果。神经细胞主要的能量来源是葡萄糖。神经系统的不同部位对低血糖损害的反应不同，越是高级的神经系统愈敏感，按敏感的部位高低依次为大脑皮层、小脑、丘脑、中脑、桥脑、延脑和脊髓。所以，低血糖的临床表现与上述部位有关，但桥脑和延脑是呼吸和循环中枢，如果较长时间的严重低血糖造成这些部位的损伤就会导致死亡。

低血糖症对糖尿病患者易造成哪些危害？

血糖是体内器官、组织的能量来源，高能量代谢的器官对低血糖的损害最为敏感，所以低浓度的血糖除了引起中枢和交感神经系统功能紊乱之外，可以引起类似缺氧引致的视力模糊、一过性黑朦、听力下降、心绞痛、脑卒中以致死亡。慢性低血糖可致脑萎缩，智力下降。部分病人的大脑皮层蒙受较长期的低血糖损害，矫正后仍然成为植物人。

在什么情况下糖尿病患者易出现低血糖昏迷？

多年糖尿病自主神经病变，β－肾上腺素能反应不良的患者，低血糖时交感神经系统和肾上腺素分泌反应缺乏，从而没有饥饿、心悸、手抖等症状。脑萎缩或脑血管意外后遗症的老年患者。这些应激反应差，以致血糖进一步持续下降，对中枢神经造成不可逆的损害，昏迷乃至死亡。

为什么低血糖时患者有胡言乱语抽搐现象?

因为缓慢下降持续较长时间的低血糖,在患者交感神经系统反应差的情况下,大脑皮层和中脑功能紊乱可引起意识和运动神经中枢的反应。

何谓相对性低血糖?

低血糖症状与血糖下降速度相关,有的患者适应较高血糖水平,在血糖水平下降数十个毫克/分升后,尽管血糖在正常范围,也会出现低血糖症状。

为什么餐后会出现反应性低血糖?

餐后血糖升高,但胰岛素分泌迟缓,不能与血糖同步。当自身胰岛素分泌达到所需水平时,血中葡萄糖已经被利用、贮存或经尿排出,血糖回落,而此时血中胰岛素水平相对过多,因而发生低血糖。多见于 2 型糖尿病早期患者的胰岛素分泌量过多或正常量但胰岛 β 细胞反应迟缓的患者。

何谓无知觉低血糖现象?

即没有交感神经系统或肾上腺素分泌增加的反应。见于睡眠中不自觉低血糖,只有噩梦的糖尿病患者以及低血糖所致中枢神经系统功能异常的患者。

糖尿病并发自主神经系统的糖尿病病变患者,对低血糖不易引起反应。此外,也见于口服心得安类 β - 肾上腺素能受体阻滞剂的患者。

糖尿病患者经常发生低血糖会影响智商吗?

脑细胞缺糖与缺氧相似，细胞可出血、水肿、产生退行性病变，大脑皮层对低血糖最敏感，会因病变而智力下降。

糖尿病性低血糖昏迷需要与哪些昏迷鉴别?

糖尿病性肾病变——肾功能衰竭期的酸中毒昏迷；酮症酸中毒昏迷；非酮症高血糖高渗性昏迷；脑卒中昏迷；还有一氧化碳中毒的昏迷。它们在老年或脑萎缩的糖尿病人中也可能发生。血糖的测定是鉴别的关键措施，这些病的昏迷，血糖值正常或升高。

糖尿病性低血糖症应与哪些疾病鉴别?

低血糖可以引起冠状动脉或脑动脉痉挛，容易误诊为高血压脑病，或单纯的心绞痛、心肌梗死或脑血管意外。中枢神经型低血糖易误诊为癫痫、癔症、精神病。

磺脲类口服降糖药引起的低血糖反应有哪些特点?

肝或肾功能显著不良的糖尿病患者，对此类药的分解代谢或经肾排出的作用障碍，易导致低血糖。磺脲类降糖药在体内代谢需要几小时甚至一二天（如达美康等），所以补充糖之后患者虽然症状消失，血糖升高，但不能就此罢休，需要观察一两天，及时纠正再发低血糖，直到血糖水平稳定。

胰岛素引起的低血糖反应有哪些特点?

与所用胰岛素剂量、是否进食有关。此外，其他加强胰岛素作用的物质可引起低血糖症，例如服用阿司匹林类药物、降血压的单胺氧化酶抑制剂、几种抗结核药、二甲双胍或降糖灵等。酗酒、体力活动过多，胰岛素误注射到皮下血管内或肌肉内，导致血循环中胰岛素浓度超过需要剂量也会引起低血糖。

胰岛素引起低血糖时，为什么出现心律失常?

与下列因素有关：①超量胰岛素的作用使细胞外的钾进入细胞内，导致低血钾，引起心律失常。②低血糖兴奋交感神经，肾上腺素和去甲肾上腺素产生增多，而致心律失常。③高效快速胰岛素用法引起的血压升高，心肌细胞糖供给不足、能量缺乏，也是心律失常的原因。

糖尿病性低血糖症的治疗原则是什么?

补充快速发挥作用的单糖，即口服或静脉推注葡萄糖溶液，观察血糖以达到正常水平。药物原因的低血糖要持续观察 1 ~ 2 天，以免低血糖症复发。如能进食，可以口服糖块，好转后进食淀粉类食物。同时治疗并发症，去除引起低血糖的原因。

如何护理治疗中的糖尿病低血糖患者?

保暖，防止外伤，昏迷者注意按时翻身，防止压疮，口腔清洁。

如何预防糖尿病性低血糖的发生?

使用降糖药需从小剂量开始,逐渐根据血糖值调整;肝、肾功能显著受损者尽量不用口服降糖药;定时定量进食;不能进食,也不能用其他方法补充糖份者,暂停用药。注意其他药物与降糖药物的相互作用,如磺胺类、抗生素、酒精、水杨酸盐等。运动前加餐。

老年糖尿病患者应慎用长效口服降糖药,看清楚所用药或胰岛素剂量,不要空腹进行运动锻炼,外出时携带糖尿病人专用的说明病情和用药的卡片。老年人发生的行为异常与低血糖可能有关,这一点切记勿忘。

第五章 糖尿病慢性并发症的防治

糖尿病性心脏病

——陈灏珠院士与您谈

对糖尿病人群的生命构成最大威胁的因素是心脏和大血管病变，如心血管疾病和周围动脉阻塞性病变。冠心病是 2 型糖尿病患者的主要死因。当代著名的心脏病学专家陈灏珠院士指出：绝大多数糖尿病患者未曾意识到这一点，只是关注与微血管病变密切相关的视网膜病变与肾病的发展。

什么是糖尿病性心脏病和糖尿病中的心血管病？

长期患糖尿病可引起多个系统器官的慢性并发症，其中心血管系统疾病，尤其是心脏疾病的危害最甚。研究糖尿病的专家多将糖尿病患者所并发或伴发的心脏病统称为糖尿病性心脏病。它包括糖尿病性心肌病、与糖尿病有关的冠状动脉粥样硬化性心脏病（冠心病）和高血压性心脏病，以及微血管病变和自律神经功能紊乱所致的心率、心律和心功能失常。而研究心脏病的专家则多将之称为糖尿病中的心血管病，只认为糖尿病性心肌病是糖尿病性心脏病。

糖尿病性心脏病的发病情况怎样，危害有多大？

近年心血管病上升为糖尿病的主要并发症。据统计，大约

70% ~ 80% 的糖尿病患者最后死于心血管并发症或伴发病。

冠心病是糖尿病最常见的心脏伴发症。根据世界卫生组织的报告，有 26% ~ 35% 的糖尿病患者同时患有冠心病，其中老年和女性患者患冠心病的可能性更大。糖尿病对女性患者心血管系统的损害尤为严重，绝经期前健康女性自身激素的抗动脉粥样硬化作用此时几乎完全消失。

我国住院糖尿病患者中，同时患冠心病者高达 30% ~ 38%。流行病学研究显示糖尿病患者患冠心病的可能性较同年龄、同性别的非糖尿病人群高 4 倍左右，死亡率增高 5 ~ 6 倍。

糖尿病患者发生急性心肌梗死的机会明显高于非糖尿病患者，其中男性约高 1.5 倍，女性约高 3.5 倍，病死率达 26% ~ 58%。超过 1/3 的糖尿病患者发生心肌梗死时并无胸痛症状，称为无痛性心肌梗死，因而不易被诊断，以致被延误治疗。

此外，大多数糖尿病患者伴有心脏自律神经功能异常，有 20% ~ 40% 的患者同时患有高血压，发生心力衰竭的可能性为非糖尿病者的 2 ~ 4 倍（男性）和 4 ~ 8 倍（女性）。因此，我们应该非常警惕糖尿病对患者心血管的危害。

为什么糖尿病病人容易发生糖尿病性心脏病呢？

糖尿病患者的机体长期处于高血糖状态下，多个系统的组织和器官会发生病理变化。例如高血糖会使患者动脉内膜的内皮细胞受损，使脂质、黏多糖等物质更容易在血管壁沉积，从而导致血管管腔狭窄，影响血流通过，当遍布全身的微血管发生这种病变时，就会出现许多并发症。糖尿病患者在糖代谢紊乱的同时往往还伴有脂代谢的紊乱，受损的动脉更容易受到脂质的沉积而发生粥样硬化。后者如累及冠状动脉，就会出现心肌缺血缺氧，引起冠心病；糖尿病患者血液易呈高凝状态而形成血栓，如堵塞冠状动脉，就会引起心肌梗死。另外，心肌长期的缺血缺氧也会导致心肌或心脏神经的功能受损，心肌组织变性，心肌舒缩无力，支配心脏的自律神经对信息的感受、传递和支配功能钝化、丧失，患者就会出现了心力衰竭、心率或心律失常。

糖尿病性心脏病有哪些临床表现？

出现在糖尿病中的心血管病一般在早期表现为微血管和自律神经病变，在此基础上可逐渐发生心肌病和严重的冠心病。对于支配心脏功能的神经系统，往往是迷走神经先于交感神经受损，患者表现为静息状态下心动过速；后期交感神经也受累及后，心脏几乎完全失去神经支配，患者心率因此相对固定。当患者心脏在运动等情况下需要消耗更多的氧时，过慢的心率将不能满足此需要而导致心肌缺血缺氧。如果损害到交感神经的血管调节反射，可发生体位性低血压，患者从坐位或卧位突然起立时出现头晕、心悸、视力模糊等症状，有时被误认为是低血糖。冠心病是常见而严重的心脏病，与糖尿病同时存在时，对糖尿病患者的危害则更加严重。

糖尿病性心脏疾病和非糖尿病性心脏疾病相比有哪些不同之处？

糖尿病患者除高血糖外往往还伴有高血压、高血脂、高胰岛素血症等冠心病的危险因素，糖尿病患者所患冠心病与一般人所患的冠心病相比病变范围更广泛、程度更严重、常有多支冠状动脉受累且血管阻塞程度也较严重，部分患者心肌梗死发生的部位与冠状动脉狭窄的部位并不完全一致。但临床上患者的心绞痛症状反而并不明显，甚至在 30% 以上的患者发生了心肌梗死后仍未出现胸痛，仅表现为恶心呕吐、心力衰竭或心律失常、甚至仅表现为乏力等，极易漏诊、误诊，导致非常严重的后果。一旦发生心肌梗死，糖尿病患者和非糖尿病患者相比梗死面积更大，透壁性的梗死更多，容易出现室壁瘤、心源性休克、恶性心律失常和发生心力衰竭。因此心肌梗死的病死率较非糖尿病患者要高，特别是妇女和 65 岁以下的患者尤为明显。在心肌梗死后存活者中，再次发生心肌梗死的可能性糖尿病患者是非糖尿病患者的 2 倍。此外，20 世纪 70 年代起，陆续有学者报告，发现有的糖尿病患者虽然没有明显的冠状动脉粥样硬化，却仍然发生了充血性心力衰竭和心律失常，患者心脏扩大、心肌僵硬、舒缩功能异常等心肌病的表现，如果患者伴有高血压，则情况会更加严重，这一情况已引起了医学界的重视。

糖尿病患者患冠心病时为何会发生无痛性心肌梗死？

糖尿病引起的微血管病变会损害全身多个系统。当营养神经的微血管因糖尿病而发生退行性病变时，就会使心脏的神经功能受损。一般认为，糖尿病患者发生急性心肌梗死时没有胸痛症状，与患者痛觉神经受损害有关。

部分患者心肌梗死的部位与冠状动脉狭窄的部位不一致，可能是由于糖尿病对自律神经的损害造成局部冠状动脉痉挛，从而导致并非严重狭窄的冠状动脉提供血供的心肌也会发生梗死。

糖尿病性心肌病有哪些自身特点呢？

糖尿病性心肌病是糖尿病本身引起的心脏病，也是糖尿病患者主要心血管并发症之一。刚才说到，20 世纪 70 年代起，陆续有学者研究发现不少糖尿病患者无明显冠状动脉粥样硬化的证据，但却发生了心脏扩大、充血性心力衰竭和心律失常等心肌病的表现，从而被认为糖尿病本身可以引起心肌病，提出了糖尿病性心肌病的诊断，列为特异性心肌病的一种。该病的发病机制目前尚不是完全清楚，但一般认为是由于胰岛素缺乏或胰岛素抵抗，在此基础上出现的能量代谢紊乱使心肌发生变性、坏死、纤维化及心肌的微血管发生病变等所引起的。糖尿病患者广泛存在亚临床心功能异常，发生糖尿病性心肌病时早期可无任何症状，随着病情的进展，晚期患者心脏扩大，出现心绞痛、进行性心功能不全、心律失常等临床表现，并可能造成心脏性猝死。由于该病早期可无任何临床症状和体征，诊断上也较难和糖尿病合并高血压性心脏病或合并冠心病鉴别，因此糖尿病患者定期检查心功能状况对早期诊断糖尿病性心肌病非常重要，尤其要注意检查左室舒张功能是否异常。该病目前还没有特效的治疗方法。有研究发现早期患者控制血糖、血脂和血压和应用钙离子拮抗剂以及血管紧张素转换酶抑制剂能预防和延缓心肌病变的发展。

糖尿病性心脏病发作时有哪些"蛛丝马迹"？

糖尿病中的心血管病有各种各样的临床表现，我们在生活中还是能够察觉到它的"蛛丝马迹"的。

静息状态下心动过速可能是常见的一种早期表现，患者可在早晨觉醒时自测心率，糖尿病患者心脏受累时在休息状态下心率常每分钟超过 90 次，这是因为心脏本来受交感和副交感两种神经支配，交感神经兴奋时心率会加快，而副交感神经兴奋时心率会减慢。糖尿病患者患心脏病时早期常先是副交感神经受损害，导致交感神经相对兴奋，所以患者的心率就会变快。

糖尿病晚期患者交感和副交感神经同时受到损害，就会出现不易受各种条件反射影响的固定心率。患者可自测从卧位改变到立位时的心率，一般来说 60 岁以下的正常人心率每分钟能加快 15 次以上；60 岁以上的正常人能加快 10 次以上。如果患者没有这样的心率变化就足以提示支配心脏的副交感神经和交感神经都受到了损伤。

此外，体位性低血压也较常见，如果患者从卧位改变为立位时经常出现头晕、眼前发黑、面色苍白，甚至晕厥，则要警惕可能发生了体位性低血压。这是因为患者交感神经的节后神经受损，不能有效调节血管张力所致。

当然，上面讲到的方法，只是对糖尿病患者患心脏病时粗略的鉴别，广大糖尿病患者还是应该及早到医院请专科医生做诊断和治疗。

怎样预防和延缓糖尿病性心脏病的发生和发展?

研究发现，糖尿病中的心血管病与患者的年龄、性别、肥胖、高血糖、高胰岛素血症、高血压、高血脂、血液流变学异常和吸烟等因素有关。糖尿病患者首先应该积极配合医生使用合适的降糖药物控制血糖，使其维持或接近正常水平。患有高血压或高血脂的患者要同时进行降压和调脂治疗。患者应当注意保持健康的生活方式，做到合理配餐，控制总热量摄入、少食多餐、饮食宜清淡、戒烟戒酒、保持良好的心态等。为改善心脏冠状动脉供血状况，可适当服用扩张冠状动脉的药物。为防止体位性低血压的发生，起立和躺下都应动作缓慢。糖尿病患者要了解自己心脏的功能情况，制定适于自己的活动量，对超过能力范围的活动应当避免。应定期到医院检测血压、心电图、心脏超声、血脂、血糖和糖化血红蛋白等指标。若出现明显心律不规则、血压降低、恶心呕吐、疲乏和其他异常的症状和体征，都应引起重视，需到医院做进一步检查，以避免心血管急症的漏诊。总之，广大糖尿病患者应该警惕糖尿病对心脏的危害，只要患者和医生重视这一点，并采取积极的措施，糖尿病中的心血管病是可以预防和治疗的。

糖尿病性脑血管病

——吕传真教授与您谈

糖尿病属于脑血管疾病的独立危险因素之一。糖尿病性脑血管病中，脑梗死和脑出血比例明显高于一般脑血管病。合并糖尿病的脑梗死患者病情严重，病程长，致残率和死亡率都比较高。有资料显示糖尿病可使中风的发病率增加 2～5 倍；而在急性中风时，20%～50% 的病人存在高血糖。据最近的几个临床试验表明，20%～30% 的急性卒中病人有高血糖。那么糖尿病与脑血管病之间的关系如何呢？它们是互相影响的吗？该如何早期发现和诊断呢？最好听听神经病学专家吕传真教授的高见。

何谓糖尿病性脑血管病，包括哪些疾病？

糖尿病性脑血管病，并非是专业术语，主要是指在糖尿病基础上发生的脑血管病；或在脑血管病出现前发现糖尿病；又或者之前不知道有无糖尿病，而在脑血管病发病期间被确认有糖尿病。广义地说，指糖尿病合并或伴发的各种急慢性脑血管病，主要有脑梗死等缺血性中风、脑出血和蛛网膜下腔出血等出血性中风。

导致糖尿病性脑血管病的危险因素是什么？

糖尿病本身就是脑血管病的独立危险因素，而糖尿病是最主要的代谢综合征之一，它易伴发各种血脂异常，如甘油三脂、低密度脂蛋白、极低密度脂蛋白的升高和高密度脂蛋白的降低，均能加速动脉粥样硬化的过程，促使糖尿病性脑血管病发生。另外脑血管病的其他危险因素如高血压、心脏病以及吸烟等不良习惯也被认为能促使糖尿病性脑血管病发生。

糖尿病并发脑血管病时有哪些先兆迹象?

糖尿病并发脑血管病的先兆与一般脑血管病相似：头痛突然加重或由间断性头痛加重为持续性剧烈头痛；头晕突然加重，可伴天旋地转、恶心、呕吐；突发肢体活动障碍或感觉障碍，尤其局限于一侧的突发肢体、舌、面部麻木；突发性言语不清，吞咽困难；突发性意识障碍，性格改变；突发视物不清或黑蒙，甚至一时性突然失明。尤其是上述症状反复发作时，更应怀疑有脑血管病的发生。

为什么糖尿病性脑血管病发生后，高血糖不易控制?

对糖尿病患者来说，发生脑血管病即是一种严重的打击，患者会出现应激性的血糖升高。此外，糖尿病者的血糖升高还与脑血管病本身的部位有关，大脑深部出血则血糖升高难控制。当然，发生其他的并发症，如继发感染等，亦可使得患者的血糖升高，不易控制。

糖尿病性出血性脑血管病的临床表现有何特点?

糖尿病性出血性脑血管病的临床表现与一般脑出血的临床表现相似，但它的临床表现往往更为严重，预后更差。如果病者平时血糖没有很好控制，则脑出血后的脑水肿就特别重，并可出现应激性消化溃疡和出血。

糖尿病性缺血性脑血管病的临床表现有何特点?

基本与一般性脑缺血的临床表现相似，但对于慢性糖尿病者，发生小血管病变的概率更高。因此，糖尿病性脑梗死以小动脉性脑梗死居多，即平时所说的腔隙中风较多。同时复发的机会亦较多。

糖尿病性脑血管病急性期易引起哪些并发症?

①肺部感染。糖尿病性脑血管病患者病情较重，卧床机会多，抵抗力差，易出现肺部感染。②高血糖甚至糖尿病性酮症昏迷。在脑血管应激下，患者血糖多有急剧升高，且比平时难控制。③高血压可应激性升高。④深静脉血栓形成和肺栓塞。在卧床和糖尿病情况下，更易发生上述并发症。⑤电解质紊乱。主要有低血钾症、高钠血症和低钠血症。⑥尿路感染。留置导尿管是发生尿路感染的主要原因。⑦急性心脏损伤，如心肌缺血、心肌梗死、心律失常和心力衰竭等。⑧急性肾功能衰竭。糖尿病易引起肾脏疾病，在出现脑血管病时更易引起肾功能损害。⑨应激性溃疡。⑩压疮。这些并发症的发生，许多是糖尿病本身的长期损害所引起，如糖尿病性肾病、糖尿病性心肌病等，其次是由糖尿病并发的血管病和凝血机制异常所引起。

诊断糖尿病性脑血管病时应该注意哪些问题?

①应明确是脑出血还是脑梗死，病变的部位、大小，同时注意血糖的高低、酮症有无等糖尿病方面的情况。②应注意糖尿病有无累及其他脏器，如是否有糖尿病性心脏病、糖尿病性肾病等。③尽早应用二级预防药物，减少复发机会。

急性糖尿病性脑梗死的治疗原则是什么？

与动脉硬化性脑梗死没有不同，应注意处理脑血管病和糖尿病两方面的情况。①治疗脑血管病，按脑血管病治疗规范进行积极治疗。②控制血糖，血糖越高，预后越差。③治疗和处理感染等并发症。④应积极防治危险因素，尽早服用阿司匹林或氯比格雷，开展二级预防。

糖尿病性脑血管病患者在恢复期应注意什么问题？

应注意加强康复训练，控制血糖、血压、血脂等危险因素；同时注意饮食控制，控制总热量摄入，适当运动锻炼，积极控制糖尿病。还要长期应用阿司匹林等抗血小板药物，伴发高血脂者应服降脂药物。

怎样对糖尿病性脑血管病患者进行语言训练？

糖尿病性脑血管病患者应在康复医师及言语治疗师的指导下，进行语言训练。首先，应分清失语症和构音障碍，再分别给予训练。有失语症时，应给予充分听觉刺激，指导患者以正确的句法次序产生字词。有构音障碍时，可通过代偿性技术，交流板和电子交流盘等进行沟通治疗。

怎样护理糖尿病性脑血管病昏迷患者的眼睛？

应保持眼睛干净，以无菌水冲洗眼睛，用无菌纱布擦拭和遮盖眼睛，白天可适当应用滴眼液数次，夜晚可涂擦金霉素眼药膏。

糖尿病性脑血管病患者发生褥疮时怎样护理？

预防褥疮的皮肤护理包括：①对于偏瘫或四肢瘫痪的患者严格执行 1 ~ 2 小时翻身一次的制度，做到动作轻柔，严禁在床上拖拉患者，以免发生皮肤擦伤。②保持床单平整，做到无皱褶、渣屑，及时更换被尿便污染的尿布或床单。③保持皮肤清洁，每日上下午背部清洁护理 1 次，每周床上擦澡 1 ~ 2 次，在翻身时对骶尾部和骨隆起部位进行按摩。④对于易受压部位或骨隆起部位可放置气枕或气圈，有条件者可使用气垫床或自动翻身床。

而对褥疮的护理包括：①当受压部位出现皮肤发红、肿胀变硬时，应禁止该部位继续受压，局部涂以 2% 的碘酒或 0.5% 的碘伏，每日数次。②当皮肤发红区出现水泡时，在无菌操作下抽出水泡内液体，保持表皮完整贴敷，局部涂以 0.5% 的碘伏，每日数次，保持创面干燥。③当水泡部位出现表皮破损时，局部涂以 0.5% 的碘伏，每 4 小时 1 次；创面可用新鲜鸡蛋内皮贴敷，促进表皮愈合，并给予红外线灯照射，上下午各 1 次，每次 15 ~ 20 分钟。④当表皮出现坏死，形成溃疡，面积逐渐扩大，并深达皮下组织时，局部给予 3% 双氧水去除腐烂组织，再用生理盐水清洁创面，局部涂以 0.5% 的碘伏，保持创面干燥。每日换药 1 次，每次换药时用 75% 乙醇消毒周围皮肤。⑤当溃疡深达肌肉组织时，需做局部清创手术，术前对创面分泌物做细菌培养和药物敏感试验，术后全身应用抗生素，创面用凡士林油纱布覆盖，每日定时换药。

怎样预防糖尿病性脑血管病的发生？

糖尿病是脑血管病的独立危险因素，因此要预防糖尿病性脑血管病的发生，首先要预防和治疗糖尿病。糖尿病者更应积极控制血压，设法达到 130/80mmHg 左右；更要注意血脂、体重的改变，总之，要积极治疗糖尿病，以致于不发生脑血管病的并发症。

糖尿病肾病

——林善琰教授与您谈

糖尿病是一种常见的代谢性疾病。据流行病学调查和估计，目前我国约有 4000 多万糖尿病患者，其中 90% 以上是 2 型糖尿病。糖尿病后期可出现各种慢性并发症，成为慢性肾功能衰竭、失明和心脑血管病的主要原因。1998 年，美国肾脏病数据统计资料显示，糖尿病性肾病为终末期肾病的首要病因，占 42.8%；欧洲肾脏透析移植学会统计资料表明，糖尿病性肾病占终末期肾病病因的 28%；在我国，糖尿病性肾病虽不是终末期肾病的首要病因，但据上海透析移植登记资料统计，糖尿病性肾病已占患者总数的 15% 左右，且每年以甚高速率递增。由此可见，糖尿病性肾病是一种世界范围内值得重点防治的疾病，也是我国肾脏病学界面临的严峻挑战。鉴于糖尿病肾病的发病率增高及其危害性，国际糖尿病联盟将 2003 年 11 月 14 日的"世界糖尿病日"的口号命名为"糖尿病与肾病（diabetes and kidney disease）"，以提请人们重视积极防治糖尿病肾病。

怎样合理防治糖尿病肾病呢？当代著名肾病学专家林善琰教授将做进一步阐述。

为什么说普及糖尿病肾病的防治知识迫在眉睫？

我国糖尿病患者数量庞大，糖尿病性肾病患病率在逐年升高，且这些患者大多数高血糖未得到良好的控制，并发的糖尿病性肾病未能早期发现，未给予及时、有效的治疗。这主要是因为我国社会经济发展水平不平衡，医护保健力量相对薄弱。毋庸置疑，患者对糖尿病防治知识的缺乏及部分医务人员专业知识水平不高也是重要原因之一，因此必须尽快普及这方面的知识。

糖尿病肾病的发生与多种因素有关，如遗传因素、血糖控制不佳、血压过高等造成肾脏血流动力学异常、同时激发产生多种生长因子和细胞因子等综合作用造成肾脏损害。

什么是糖尿病肾病呢？

这得从肾脏的构造说起。肾脏最基本的功能结构是肾单位，每个人总计共有 100 万 ~ 150 万个肾单位。肾单位是由肾小球囊、肾小球和肾小管组成，肾小球之间是系膜区。糖尿病肾病最主要的病理改变是肾小球的系膜区扩增、基底膜增厚、进而发生肾小球硬化，同时小管上皮细胞肥大、间质细胞增生纤维化。糖尿病肾病的临床表现有微量蛋白尿、浮肿、高血压、肾功能减退及肾小球滤过率改变等。

糖尿病肾病分几期？

糖尿病肾病是一个不断进展的过程，各期表现不同，一般分为五期：

Ⅰ期（高滤过期）：此期，肾血流量增加，肾小球灌注压增加。肾小球内压力增高，致使肾小球滤过率增高。此期的肾脏病变很轻，一般无法检测。

Ⅱ期（无临床症状肾损害期）：这一期肾小球滤过率仍高于正常（> 150 毫升 / 分钟），血压多数正常，但已出现肾小球基底膜增厚和系膜基质增加。尿白蛋白排泄率 < 20 微克 / 分钟，运动

后尿白蛋白排泄率增加，休息后可恢复。

Ⅲ期（又称隐性肾病期）：或为微量白蛋白尿期，即早期糖尿病肾病。主要表现为尿白蛋白排泄率持续增高，尿白蛋白排泄率为 20 ～ 200 微克 / 分钟或尿微量白蛋白 30 ～ 300 毫克 /24 小时。血压开始时正常，后期血压逐渐升高，肾小球滤过率开始下降。肾小球基底膜增厚和系膜基质扩增更加明显。

Ⅳ期（临床糖尿病肾病期或显性肾病期）：其典型特征是：①蛋白尿：开始常为间歇性，以后逐渐呈持续性，量逐渐增多。尿白蛋白排泄率＞ 200 微克 / 分钟，或＞ 300 毫克 /24 小时，或尿蛋白定量＞ 0.5 克 /24 小时。②高血压：约 3/4 患者出现高血压，血压升高的程度一般与 24 小时尿蛋白排泄量及糖尿病肾病的发展速度呈正相关。③肾小球滤过率进行性降低：随着病情波动，血糖和血压升高，肾小球滤过率呈进行性降低，而蛋白排泄率并不减少，是本病一个特点。④水肿：与肾小球滤过率进行性降低呈正相关，开始仅清晨眼睑浮肿，以后波及全身，与体位关系较大，下肢、会阴、腰背部更易出现，严重水肿多同时伴有低蛋白血症，甚至可表现为多发性浆膜腔积液。

Ⅴ期（终末期或肾功能衰竭期）：为期 2 ～ 3 年，常于患病20 ～ 30 年后发生。氮质血症是本期的开始，当肾小球滤过率＜ 40毫升 / 分钟时，血肌酐和尿素氮明显增高，其中血肌酐水平升高超过 707 微摩尔 / 升（2.0 毫克 / 分升）是终末肾病的诊断指标。

终末期糖尿病肾病患者往往有显著的高血压、浮肿、贫血以及氮质血症引起的胃肠道症状、食欲减退、恶心、呕吐，并可继发严重的高血钾、低血钙、代谢性酸中毒、尿毒症性心肌病和神经病变。这些常是尿毒症病人死亡的原因。

怎样早期发现糖尿病肾病？

早期发现糖尿病肾病十分重要。虽然肾活检病理学诊断具有确切的早期诊断意义，但对早期糖尿病肾病的诊断并非十分重要，而且由于肾活检是一种创伤性检查，不易被患者所接受，故不可能常规使用。尿蛋白增加是糖尿病肾病的临床特征之一，也是主要诊断证据。糖尿病人应定期查尿微量白蛋白，如果在3个月内连续检查2～3次，平均值达到尿白蛋白排泄率20～200微克/分钟，或尿微量白蛋白30～300毫克/24小时，且排除其他可能原因，如酮症酸中毒、泌尿系感染、运动、原发性高血压、心力衰竭等，即可诊断早期糖尿病肾病。

怎样治疗糖尿病肾病？

糖尿病肾病的治疗包括控制血糖、纠正高血压及限制蛋白质的摄入等。

1. 控制血糖：早期严格控制血糖，是预防及治疗糖尿病肾病的主要措施。所以糖尿病肾病的第一个治疗措施还是控制好糖尿病，避免肾脏病变的发生。1993年，美国和加拿大学者联合发表了他们名曰"糖尿病控制与并发症试验（英文代号为DCCT）"的研究成果，这项试验历时10年耗资1亿美元，研究对象是1型糖尿病病人。1998年英国学者又发表了他们名曰"英国前瞻性糖尿病研究（英文代号为UKPDS）"的研究成果，这项试验历时20年，主要针对2型糖尿病病人。在这两个意义重大的研究中，他们发现无论是1型还是2型糖尿病病人，血糖控制水平对糖尿病肾病和糖尿病眼底病变的发生和发展有着极其重要的影响，良好的血糖控制可以使1型糖尿病肾病的发生率下降一半，使2型糖尿病肾病的发生率降低1/3。

1型糖尿病以注射胰岛素控制血糖为主要治疗。2型糖尿病可先采用口服降糖药治疗，其中磺脲类降糖药，特别糖适平口服吸收快，主要在肝脏代谢，其代谢产物95%以上通过胆汁由肠道排出，肾脏排出率不到5%，对肾影响较小，一般可以使用，但对老年患者应慎用。对单纯饮食和口服药控制不好或已有肾功能不全和氮质血症的病人，应尽早使用胰岛素，因肾功能不全胰岛素的降解和排泄均减少，故对胰岛素的需要量应适当减少，可根据对血糖的监测情况及时调整胰岛素剂量，最好选用半衰期短的制剂。

优降糖，因为此药半衰期长，20%～30%从肾脏排出，极易引起顽固性低血糖反应，故肾功能不全患者禁用。

当发生肾功能不全时也不宜应用双胍类降糖药（如二甲双胍），以免发生乳酸性酸中毒。

2. 控制血压：高血压可加速糖尿病肾病的进展和恶化，严重高血压的出现常为肾脏损害加剧的先兆。抗高血压治疗对于本病十分重要，有研究表明当有肾脏损害时降压的重要性甚至超过对控制血糖的重要。糖尿病肾病病人降压要求特别高，一般认为凡蛋白尿＜500毫克/天以上者血压应降到130/80毫米汞柱；＞500毫克/天者则应下降到125/75毫米汞柱。

目前治疗首选血管紧张素转换酶抑制剂，如卡托普利（甲巯丙脯酸、硫甲丙脯酸、开博通）、依那普利（悦宁定）、培哚普利（雅施达）、贝那普利（苯那普利、洛丁新）和福辛普利（蒙诺）等。血管紧张素转换酶抑制剂对1型和2型糖尿病有高血压或血压正常者都能提供重要的肾脏保护作用。

血管紧张素Ⅱ受体拮抗剂（如科素亚等）近年试验证明对2型糖尿病肾脏病病人有良好的肾脏保护作用。临床研究表明与血管紧张素转换酶抑制剂合用疗效更佳。

钙离子拮抗剂（如维拉帕米）能扩张血管增加肾血流量和减少钠潴留，与血管紧张素转换酶抑制剂或血管紧张素受体阻断剂合用有明显的降压和减少尿蛋白的效果。

α受体阻滞剂（如哌唑嗪）对糖和脂代谢均无不利影响，降压效果好，但有致体位性低血压的不良反应，应谨慎应用。

3. 限制蛋白摄入：目前主张对糖尿病肾病早期就应限制蛋

白质摄入量，以每日 0.5 ~ 0.8 克／千克标准体重为宜。现已证实，高蛋白饮食可加重糖尿病肾病的早期的高滤过改变。对已有大量尿蛋白、水肿和肾功能不全的病人，宜采取限量保质的原则，按每日每千克标准体重 0.6 克动物蛋白为主，避免食用粗蛋白，如豆类植物蛋白，因其生物利用率低反而增加肾脏负担。

选用蛋白宜选优质蛋白，尤其应选用"白色蛋白"。来自动物的蛋白属于优质蛋白，不同动物蛋白质保肾作用并不完全相同。来自动物的蛋白质可以分为两大类：一类是"白色蛋白"，主要包括鸡肉、鸡蛋、牛奶、水产品等，他们烹调后均为白色，所以叫做"白色蛋白"。

另一类称为"红色蛋白"，包括牛肉、羊肉、猪肉等，它们烹制后为红褐色，故称"红色蛋白"。有研究发现，两类蛋白对肾功能的保护作用可能有差别，其中"白色蛋白"优于"红色蛋白"。

为保证足够的热量，可适当增加碳水化合物的摄入量。

怎样治疗中、晚期糖尿病肾病？

目前对中、晚期糖尿病肾病的病因治疗手段还不多，主要目的是避免肾功能不全和尿毒症的发生。首先，患者更应适当限制蛋白质的摄入量。虽然糖尿病肾病病人每天从尿中丢失大量蛋白质，必须补充适量的蛋白质，特别是优质动物蛋白。但到了糖尿病肾病的晚期，大量蛋白质的摄入会使血液中蛋白质的代谢产物，如肌酐和尿素氮等增高，给病人带来危害，同时由于肾脏损伤持续存在，新摄入的蛋白仍然可以从尿中丢失，加剧了肾脏的负担。

除此以外，应避免泌尿系感染，严格限制过多钠盐摄入，特别是有浮肿者，每日钠盐摄入应少于 5 克。晚期糖尿病肾病的病人，肾移植或胰－肾联合移植是比较理想的治疗，但由于供体来源困难和价格昂贵，只有极少数病人能够得到这种治疗。对大多数晚期糖尿病肾病患者，只能通过长期血液透析或腹膜透析治疗以延长生命。随着透析技术的发展，晚期糖尿病肾病所致的肾功能衰竭的近期存活率大大提高，2 年生存率已达 80% 以上。

糖尿病肾病的预后与糖尿病病情控制的好坏、严重持续性蛋白尿和肾病的进展程度及糖尿病性高血压有密切关系。如果这些因素被积极控制，肾功能衰竭可不发生或延迟发生。

糖尿病合并高血压

——郭冀珍教授与您谈

糖尿病与高血压是我国最常见的疾病，这两种病又是一对"姊妹病"，常同时存在。有的先发生糖尿病，有的先发生高血压。我国高血压病人大约 1.6 亿，糖尿病病人已超过 4000 万。

如两病同存则心脑血管疾病的死亡率明显升高，对国人的生命造成很大威胁。糖尿病为什么与高血压"结伴而行"？如何早期发现这对"姊妹病"？如何治疗？还是听听上海第二医科大学附属瑞金医院高血压科郭冀珍教授的讲解。

高血压与糖尿病有哪些相像之处？

两者都是受多种因素影响而发病的，包括遗传（多基因）及环境因素两方面的影响，不少人虽有家族患病史，但都不能说是遗传疾病，因为遗传因素比环境因素次要，父母亲有高血压或糖尿病，子女并不是注定也要发病，最终是否发病在很大程度上取决于环境因素，即不良的生活习惯（例如：少运动，营养过剩，高钠饮食等）和不利的环境因素如：生活工作高压力的应激状态等。

　　两者均偏爱胖子，高血压病人中有50%以上是肥胖，而肥胖人中44%患2型糖尿病，超重者患2型糖尿病是体重正常者的3倍。随着生活水平的提高，肥胖人增多，我国新发糖尿病及高血压病病人都呈逐年上升的趋势。而两者都有一半以上的病人平时毫无症状，糖尿病人可以无"三多一少"（多食、多饮、多尿、体重减少）的典型症状，常首次就诊时已发生严重的并发症，常因视网膜病变，视力明显减退，肢体麻木疼痛或严重皮肤、外阴瘙痒等来就医。高血压病病人平时也可毫无症状，病人从不定期测血压常首次以脑梗死、脑出血或肾功能衰竭等就诊。因此两者都可以称之为"无声的杀手"。

　　因此，两者都容易造成心、脑、肾、大小血管受损，尤其是肾脏受损，糖尿病病人血糖控制不良，高血糖使肾小球滤过率增高，肾小球内压力升高，以后刺激肾小球的基底膜，并使之发生病变而引起微量蛋白尿，这时尿常规检查常正常或蛋白（微量），这个阶段称为"早期糖尿病肾病"，一般病程10年以上的2型糖尿病有15%～60%并发糖尿病肾病，以后肾小球变性，由于高糖及高胰岛素长期刺激还可引起肾小球对钠吸收增加。身体内血容量升高，引起高血压。这种由于糖尿病引起的高血压一般需10余年以上才会引起肾性高血压。这是一种与高血压病（即原发性高血压）不同的高血压。通常单纯高血压病也引起肾脏病变，这时病人的血糖是正常的，在血压持续升高5～10年控制不佳时，可出现轻到中度肾小动脉硬化，使肾脏供血不足。由于血压升高，肾小球内压力也高，继而出现微量白蛋白尿。因此无论糖尿病或高血压病都会出现微量白蛋白尿。微量白蛋白尿既是衡量高血压病人或糖尿病人早期肾脏损伤的一个指标，也是反映高血压病人最近数月内血压控制不良的一个指标。两者若同时存在，则肾脏损伤会加倍发展，甚至导致肾功能衰竭。目前糖尿病肾病患者需要做透析者占终末期肾衰病人需要做透析者总数的10%～15%，并呈上升趋势。

另外，两者均随着年龄老化而患病率上升。65 岁以上的有 50% 以上的人患有高血压病，55 岁以上的人未来发生高血压的机会有 90%；而糖尿病，尤其是 2 型糖尿病有 87% 在 40 岁以后发病，上海市 60 岁以上人群中患病率为 17%。有报道，60 岁以上的糖尿病病人 60% ~ 100% 均有不同程度的高血压。随着我国正在悄然步入老龄化社会，这两种疾病对老年人的健康威胁最大。高血压病与糖尿病也是引起老年痴呆的两大主要危险因素。

糖尿病病人诊断高血压的标准及降压目标有何特点？

正是由于高血压与糖尿病有许多共同之处，当两者同存时，心、脑、肾及血管事件发生率明显增加，因此对糖尿病病人，当血压＞130/80 毫米汞柱时，就应当视之为高血压，应立即进行降压治疗。而非糖尿病人就必须血压≥ 140/90 毫米汞柱（三次不同日测定）才可诊断为高血压，并视血压高低考虑降压治疗。若有肾病变，当 24 小时尿蛋白＞ 1 克时应将血压降得更低（＜125/75 毫米汞柱）。总之，当前国际上制定的降压目标水平呈逐步下降，1999 年世界卫生组织确定糖尿病人的血压为＜ 130/85 毫米汞柱。而 2003 年国际上定为小于 130/80 毫米汞柱。对目标血压目前尚无定论，只是认为糖尿病人应尽可能将血压降到可以耐受的低水平，例如≤ 115/75 毫米汞柱，对保护心、脑、肾及大小血管有利。

为什么说高血压病及/或糖尿病早期诊断都非常重要？

在我国高血压的知晓率还是很低的，20 世纪 90 年代统计我国城市人口高血压的知晓率为 36%，而农村只有 14%。如此低的知晓率使大批已有高血压的病人不知自己的病情，以致发生心、脑、肾等并发症时才发现自己患有高血压。因此，多年来呼吁 35 岁以上的人每年都应测血压以早期发现。2003 年美国国家防治高血压联合委员会（JNC-7）公布的"指南"，强调 130 ~ 139/80 ~ 89 毫米汞柱属"高血压前期"，以提醒人们注意早期改善不良的生活方式，并常测血压，以便对高血压早发现、早诊断、早治疗。同时，对糖尿病也提出了一些新概念，如已公认空腹血糖 ≥ 7.0 毫摩尔 / 升及 / 或服 75 克葡萄糖（纯）后 2 小时血糖 ≥ 11.1 毫摩尔 / 升，即可诊断为糖尿病。世界卫生组织强调糖耐量试验及胰岛素释放试验的重要性，因为有不少早期糖尿病病人空腹血糖正常，但服糖后明显高于 11.1 毫摩尔 / 升。瑞金医院高血压科近 2 年统计 1126 例未察觉自己有糖尿病的高血压住院病人，经过糖耐量试验，发现有 11.2% 患有糖尿病，其中 57.9% 表现为空腹血糖基本正常仅服糖后血糖异常，经复查后被确诊。因此不能说高血压病人空腹血糖正常就是没有糖尿病。尤其对老年人必须注意餐后高血糖的潜在危险，餐后高血糖可见于糖尿病（ ≥ 11.1 毫摩尔 / 升）及糖耐量异常（7.8 ~ 11.1 毫摩尔 / 升）。为什么老年人尤其要注意呢？有些老年人由于胰腺的胰岛 β 细胞退化使它分泌胰岛素功能减退，在服糖后缺乏正常人有的"早期胰岛素分泌相"（早期胰岛素分泌急速上升，到 30 分钟后达峰，随后正常）。这是由于早期胰岛素缺乏，使肝脏的葡萄糖输出不能受到应有的抑制，因此在服糖后 30 分钟后的血糖明显上升。此外，老年人服糖空腹血糖正常，服糖后 2 小时血糖 > 7.8 毫摩尔 / 升，甚至 11.1 毫摩尔 / 升，这提示"糖耐量减低"。上述的 β 细胞功能减退及周围组织对胰岛素抵抗两方面的异常到一定程度会引起发生糖尿病的危险。因此对老年人或肥胖的高血压病人应常做口服葡萄糖耐量试验，尤其注意服糖后 30 分钟及 2 小时的血糖，力争早期发现糖尿病或糖耐量异常。

高血压病及/或糖尿病人怎样进行非药物治疗？

前面已简介了高血压病与糖尿病虽然都与遗传有一定关系，但它们的发病主要与不良的生活习惯及周围的环境压力有关，都是"生活方式相关性疾病"。在我国随着社会经济的发展，生活水平日益提高，饮食结构的改变（高脂、高糖、高蛋白饮食）及运动量减少都是促使我国高血压及糖尿病发病率逐年上升的主要因素。从日本高血压患病率近30年呈逐步下降的趋势与我国高血压逐年上升的趋势相比更进一步说明高血压的发病与人种、遗传关系并不占重要地位。日本科学家研究发现，近30年来日本高血压发病率明显下降，与生活饮食条件改善有密切关系。由二战后的以含高钠的咸鱼干为主菜转为以新鲜蔬菜、水果、低钠饮食为主，这是降低高血压发病率的主要原因。高血压与糖尿病所需非药物治疗方法是相似的：

1. 减肥：高血压与糖尿病有"一脉相传"之处，由于它们有一个共同的病理基础——"胰岛素抵抗"状态，包括：高血压、糖耐量异常、脂代谢异常（高甘油三酯血症）、向心性肥胖等，这种人的周围组织对胰岛素不敏感，有时胰岛的 β 细胞分泌胰岛素过多来代偿其功能不足最终发生刺激血管收缩，刺激肾脏的肾小管吸收钠和水增加，引起血压升高。同时在血脂异常的基础上引起动脉硬化血压更升高。总之，形象地讲，就像北极的冰川，胰岛素抵抗状态像一个基石，上面有一座座大大小小的冰山，包括高血压、糖脂代谢异常等，最后易发生高血压病合并2型糖尿病。而这一切的劣根是来源于肥胖，必须早期发现自己超重，并及时地进行运动、节食以减重，防止高血压的加重。要记住：体重减轻5千克就会有降压作用，体重下降1千克，血压平均下降1毫米汞柱。减肥有助于提高人体对胰岛素的敏感性，预防2型糖尿病的发生。

2. 正确处理应激状态：随着社会发展节奏加快，应激状态不但会引起高血压，还会引起糖尿病高发。因为当精神上痛苦或社会环境有害刺激时会引起血管收缩，血压上升；而且由于应激时交感神经——肾上腺髓质系统激活，引起糖代谢紊乱，增加肝糖原和肌糖原的利用，使血糖升高，同时引起血脂异常，周围组织对胰岛素的敏感性降低，导致胰岛素抵抗状态。对一个糖尿病病人当出现愤怒、敌对的应激方式时，胰岛素的作用会减弱，血糖会不易控制的。因此无论是高血压病或糖尿病患者，都应调整好自己的心态，处理好人际、婚姻、家庭关系，减少对应激的不良反应，经常进行音乐放松疗法。

3. 运动：坚持每天至少快步走30分钟，或经常参加游泳、骑车等体育活动。要提倡循序渐进，逐步按自己运动心率及疲劳感等调节运动强度，但要坚持较长时间的恒定有氧运动，不要做举重、打网球等无氧活动。适当运动后肯定血压、血糖都会下降，周围组织对胰岛素的敏感性也会增加，尤其对应激状态的病人是有利的。

4. 改变饮食结构：限钠盐，每天3～5克。不吃或少吃加工食品，如咸肉、火腿等及咸菜、腐乳等。增加水果和蔬菜的摄入，多吃富含纤维素和不饱和脂肪酸的食物，如橄榄油、山茶油、麻油等。建议常吃绿色蔬菜、胡萝卜、洋葱、西红柿、大白菜、山药、南瓜、竹笋、芹菜、蘑菇、木耳、香菇。常食富含优质蛋白的鱼类（如青鱼、扁鱼、黑鱼等河鱼）、鸡蛋白及脱（低）脂牛奶等。

5. 戒烟：吸烟者（25支/天）患糖尿病的危险性比不吸烟者高1.5～2.5倍，因为吸烟可减低胰岛素的敏感性，升高血糖。吸烟又加重高血压及糖尿病病人大小血管的损伤，是脑卒中的独立危险因素。

6. 节制饮酒：长期大量饮酒，不但加重高血压、糖尿病，还会增加中风的危险。

怎样用药物治疗高血压合并糖尿病？

当高血压病病人有胰岛素抵抗状态（向心性肥胖、高甘油三酯血症、糖耐量异常，或合并 2 型糖尿病）时，虽然在理论上服利尿剂和 β 阻滞剂有缺点，但是最近公布的一项降压、降脂预防心脏病事件（ALLHAT）试验并未发现对 2 型糖尿病人服用利尿剂、钙拮抗剂或血管紧张素转换酶抑制剂（ACEI）对心血管结局有所差别。2003 年美国高血压联合防治委员会 JNC-7，对糖尿病高血压的治疗，首先肯定了噻嗪类利尿剂，虽然大剂量时对血糖、血脂、血钾有不利的代谢影响，但小剂量应当不差于其他类药物，适用于联合降压用药。目前一般的推荐安全剂量，利尿剂吲哒帕胺为 1.25 毫克 / 天，双氢克尿塞为 6.25 毫克 / 天。

美国 JNE-7 与 5 年前的 JNC-6 不同，已不提 β 阻滞剂为治疗糖尿病合并高血压的一线药物，临床实践及大量循证医学证明使用钙拮抗剂、转换酶抑制剂、血管紧张素 Ⅱ（AⅡ）受体拮抗剂（氯沙坦）新发糖尿病明显少于使用 β 受体阻滞剂组（阿替洛尔），并且前者比后者有肾保护作用。但是小剂量使用 β 受体阻滞剂来对抗高血压糖尿病人的交感激活状态是可以用的，如高度选择性 β 阻滞剂必索洛尔 1.25 ～ 2.5 毫克，一日 1 次，心率仍较快时，必要时配以非双氢吡啶类钙拮抗剂缓释地尔硫 90 毫克，每日 2 次，或用 α 受体及 β 受体阻滞剂替代 β 受体阻滞剂，这样既能减慢心率，又能扩张血管，如阿尔马尔 5 毫克，一日 2 次。

由于有多种临床研究报道，在临床试验随访中出现新发糖尿病，钙拮抗剂组低于噻嗪类利尿剂组；ACEI 低于利尿剂组和 β 受体阻滞剂组；ALLHAT 报道，进入氨氯地平和赖诺普利组的病人与噻嗪类利尿剂组病人比具有更低的新发糖尿病发生率。"ASOT"研究发现配以钙拮抗剂为基础的"新药"组合比以 β 阻滞剂为基础的"老"药组合，新发糖尿病降低 30%。因此，对患糖尿病或代谢综合征的病人，已不主张首选 β 阻滞剂。因此对高血压病人伴高甘油三酯、肥胖或糖耐量异常或糖尿病者应注意减少噻嗪类利尿剂和 β 受体阻滞剂的用量。

糖尿病高血压通常需要联合应用 2 种或 2 种以上的药物才能达到 < 130/80 毫米汞柱的目标血压。常首选 ACEI、血管紧张素 Ⅱ 受体拮抗剂和钙拮抗剂，均有利于糖尿病人心血管事件及中风的发生；对合并糖尿病肾病、有蛋白尿者应首选血管紧张素转换酶抑制剂或血管紧张素 Ⅱ 受体拮抗剂，甚至于联合用两者，虽然在降压上协同作用不明显，但在降尿蛋白症方面是有协同作用的。

由此可见，糖尿病人除非有高尿酸血症（痛风）外，都应有少量噻嗪类利尿剂为基础用药并联合其他类降压药物，经常用 3 种或 3 种以上药物合用。

当病人有高尿酸血症时，六大类降压药中，α 受体阻滞剂是联合用药的重要成员，α 受体阻滞剂对糖、脂代谢无不利作用，对周围血管扩张作用等都是与 β 阻滞剂不同的，采用 α、β 阻滞剂从机理上可得到良好的协同作用。

虽然高血压合并糖尿病需降糖、降压同时进行，但是，著名的英国前瞻性糖尿病研究（UKPDS）发现，治疗糖尿病病人、改善预后，降压比降糖更重要。研究发现，在 1 148 名 2 型糖尿病伴有高血压的患者，严格控制血压组（平均血压为 144/82 毫米汞柱）与非严格控制血压组（平均血压为 154/87 毫米汞柱）相比，大血管和微血管并发症显著降低，降幅达 34%，包括糖尿病视网膜病变、白蛋白尿、心肌梗死、中风等。而与严格控制与未严格控制血糖组相比，未见如此明显的结果。因此治疗糖尿病，控制血压是关键。但是对高血压病早期合并胰岛素抵抗者，如存在向心性肥胖合并高甘油三酯血症及糖耐量异常时，除降压治疗外，及早给予改善周围组织胰岛素敏感性药物，如二甲双胍、拜唐苹或同时配合使用能延缓 β 细胞功能衰退的胰岛素增敏剂，如罗格列酮（文迪雅）等，也能及早逆转糖耐量异常为正常，防止 β 细胞功能衰退，从而早期预防糖尿病的发生，也是非常重要的。

糖尿病性血脂紊乱

——胡大一教授与您谈

糖尿病是胰岛素绝对、相对分泌不足或胰岛素抵抗造成的。而胰岛素不只对机体的糖代谢有影响，对脂代谢同样有影响。由于胰岛素不足，脂肪组织摄取葡萄糖及从血浆清除甘油三酯的能力下降，脂肪合成代谢减弱，脂蛋白脂酶活性低下，血游离脂肪酸和甘油三酯浓度增高。而糖尿病人大多有胰岛素抵抗，胰岛素抵抗造成高密度脂蛋白胆固醇降低，而小颗粒、致密的、含胆固醇较少的低密度脂蛋白胆固醇增加。著名心内科教授胡大一指出，以上这些脂代谢障碍均由糖尿病而引起，就是我们常说的糖尿病性血脂紊乱。胡教授就这一话题发表了极为精辟的论述。

糖尿病性血脂紊乱常见有哪几种类型？

1. 高甘油三酯血症：血清甘油三酯水平增高。
2. 高胆固醇血症：血清总胆固醇水平增高。
3. 混合型高脂血症：血清总胆固醇与甘油三酯水平均增高。
4. 低高密度脂蛋白血症：血清高密度脂蛋白胆固醇水平减低，常同时存在甘油三酯水平升高。

糖尿病性血脂紊乱易造成哪些危害？

小颗粒而致密的、重要的低密度脂蛋白胆固醇（俗称"坏胆固醇"）增加是发生冠心病的危险因素，可以使冠心病的危险性增加 3 倍以上。

高密度脂蛋白胆固醇（俗称"好胆固醇"）是机体中具有保护性作用的胆固醇，它可以将肝外组织中的胆固醇运回肝脏代谢并排出体外、防止外周细胞内过多的胆固醇沉积造成动脉粥样硬化。糖尿病人高密度脂蛋白胆固醇降低，其防止动脉粥样硬化的作用减少，心、脑血管事件危险性增加。

研究发现，个体空腹甘油三酯的浓度越高，其餐后脂血症的程度越严重。而糖尿病人的胰岛素抵抗造成脂负荷后机体甘油三酯高反应，其餐后脂血症的程度更加严重，这也可以增加其冠心病的危险性。

高甘油三酯血症可导致胰腺血管脂肪栓塞或胰腺脂肪变化。有人发现急性胰腺炎患者血中分解脂蛋白的脂蛋白脂酶显著降低，造成血脂升高，胰腺血管脂肪栓塞，胰腺缺血坏死；血液黏稠度增加，导致胰腺血液循环障碍，胰腺缺血缺氧；胰腺毛细血管内高浓度甘油三酯被脂肪酶大量分解，产生大量游离脂肪酸，引起毛细血管栓塞或血管内膜损伤。因此应高度重视高甘油三酯血症，尤其是甘油三酯大于 1.7 毫摩尔 / 升时，应积极治疗，防止胰腺的损害。在对脂代谢与冠心病发生率的研究中发现，与冠心病发生最为密切者为低密度脂蛋白胆固醇升高，依次递减为总胆固醇升高、高密度脂蛋白胆固醇降低、甘油三酯升高。当高甘油三酯血症与高低密度脂蛋白胆固醇或高密度脂蛋白胆固醇降低共存时可成为致冠心病的重要危险因素。

高胆固醇和冠心病有什么关系？

流行病学资料显示，血浆胆固醇（总胆固醇）水平升高是导致冠心病死亡率增高的最重要的单一危险因素，血清总胆固醇每升高 10%（0.47 毫摩尔 / 升），死亡危险增加 23%，只要总胆固醇大于 3.51 毫摩尔 / 升（135 毫克 / 分升）就可看到这种影响。

当体内的胆固醇多于身体所需要的时候，它会积聚在血管壁上，引致血管逐渐硬化和变窄，但表面上，身体有一段时期都不会有任何症状。经过长年累月，聚积在血管壁上的胆固醇阻塞着血管，使流到重要器官的血液慢慢地减少。因此，当器官从血液中得不到足够氧气和养料的时候，就会很容易坏死。如果供给心脏的血管被血栓闭塞，就会引起心肌梗死。而改变饮食习惯，降低饱和脂肪酸热卡比值，能降低总胆固醇，同时也能使冠心病危险性显著降低。单就总胆固醇水平改变做的前瞻性研究提示，人群血总胆固醇含量下降1%，则冠心病危险下降2%；如果从血总胆固醇水平上升的多方面影响分析，则血总胆固醇下降1%，可使冠心病的危险降低3%～4%。由于降低总胆固醇能降低冠心病的发生率和死亡率，所以认为对动脉硬化的降总胆固醇治疗比其他危险因素的控制更能有效地阻止冠心病的发展，同时强调控制总胆固醇虽然不能完全预防冠心病，但可延缓冠心病的发生。

低密度脂蛋白胆固醇与动脉粥样硬化有何关系？

流行病学调查表明，心肌梗死的发病率与胆固醇水平，特别是低密度脂蛋白水平成正比。当低密度脂蛋白胆固醇低于2.59毫摩尔/升（100毫克/分升）时，心肌梗死罕见；若低密度脂蛋白胆固醇高于5.18毫摩尔/升（200毫克/分升）升，则心肌梗死易于发生。因此认为低密度脂蛋白胆固醇很可能直接参与了动脉粥样硬化的发生、发展过程。目前已经阐明，天然的低密度脂蛋白并不在巨噬细胞中聚集，而是天然低密度脂蛋白必须先经过修饰（如氧化等）后才能被巨噬细胞大量吞噬，但巨噬细胞摄取修饰过的低密度脂蛋白时，"没有饱的感觉"，无限制的"吃下去"，结果造成巨噬细胞内大量的脂质聚集，形成泡沫细胞。同时伴有平滑肌细胞增殖和细胞外基质增加，逐渐在动脉内膜上形成黄色脂肪条纹，进而演变成纤维斑块。

糖尿病性血脂紊乱的诊断要点和治疗目标都是什么？

根据最新的美国国家胆固醇教育计划成人治疗第三次报告，糖尿病人如果低密度脂蛋白胆固醇超过 2.59 毫摩尔 / 升，总胆固醇超过 5.18 毫摩尔 / 升，高密度脂蛋白胆固醇低于 1.04 毫摩尔 / 升（40 毫克 / 分升），甘油三酯超过 1.70 毫摩尔 / 升（150 毫克 / 分升），表明有脂代谢障碍了，需以非药物治疗结合药物治疗调脂。

目标水平：低密度脂蛋白胆固醇要小于 2.59 毫摩尔 / 升，非高密度脂蛋白胆固醇（总胆固醇 – 高密度脂蛋白胆固醇）要小于 3.37 毫摩尔 / 升，甘油三酯要小于 1.70 毫摩尔 / 升。

尽管糖尿病患者常存在有混合型血脂代谢异常，但只要低密度脂蛋白胆固醇已达到 2.59 毫摩尔 / 升，其降脂的首要目标是降低密度脂蛋白胆固醇，首先仍应选择他汀类药物。如用他汀类后，低密度脂蛋白胆固醇达标，而甘油三酯仍明显高和高密度脂蛋白胆固醇低时，可联合使用贝特类（如非诺贝特或烟酸）。

糖尿病人发现血脂升高后应如何处理？

糖尿病人发现血脂升高后，应在积极治疗糖尿病、将血糖控制在正常范围的同时，开始使用调脂药物。饮食治疗、运动疗法、药物治疗是调脂的基础。

怎样通过饮食方法来保持适中的胆固醇水平？

因为只有源于动物的食品含有胆固醇，如牛油、蛋、乳酪及其他奶产品。所以在动物性食物中，您应选择那些含脂肪酸较低而蛋白质较高的动物性食物，如鱼、禽、瘦肉等，减少陆生动物脂肪，使动物蛋白占每日摄入蛋白质总量的百分之二十左右，每天摄取胆固醇也不能超过 300 毫克。

餐桌上的红、黄、绿、白、黑是什么？

红、黄、绿、白、黑是合理的膳食结构。

红是每日可饮少量红葡萄酒 50 ~ 100 毫升，有助于升高高密度脂蛋白及活血化瘀，预防动脉粥样硬化。

黄是指黄色蔬菜，如胡萝卜、红薯、南瓜、西红柿等，它们含丰富胡萝卜素，对儿童及成人均有重要的提高免疫力、减少肿瘤发病机会的作用。

绿是指绿茶及绿色蔬菜。饮料以茶最好，茶以绿茶为佳。

白是指燕麦粉或燕麦片，每日 50 克，平均血胆固醇下降 39 毫克 / 分升，甘油三酯下降 79 毫克 / 分升，对糖尿病患者效果更显著。

黑是指黑木耳。研究表明黑木耳每日 5 ~ 15 克能显著降低血黏度与胆固醇，有助于防止血栓形成。

运动对糖尿病性血脂紊乱有何影响？

运动和体力活动对血清脂质和脂蛋白含量均有积极作用，它可使胆固醇、甘油三酯、低密度脂蛋白和极低密度脂蛋白有适度降低。所以说，运动和体力活动有利于防止动脉粥样硬化性心脑血管疾病的进展，其机制可能与运动和体力活动能增加热量的消耗，提高脂蛋白脂酶的活力，加速血液中脂质和脂蛋白的分解和消除，防止体内脂质成分的堆积有关。同时，运动可促进机体代谢、增加侧枝循环、改善心脏功能等方面均有良好作用，但有些病人（如冠心病心绞痛和陈旧性心肌梗死患者）的运动强度及运动时间应在医生的指导下进行。

如何制定健身运动方案？

1. 运动强度：运动应达到个体最大心率的79%～85%，大约为"170-年龄"，如70岁的老人，运动中的心率大约为100次/分（170-70=100）。运动以有节奏的持续性及重复性活动（即有氧代谢运动）为宜，如步行、慢跑、游泳、跳绳、骑自行车等。

2. 运动持续时间：达上述心率要求后可维持20～30分钟。运动开始前5～10分钟的预备动作，使脉率缓慢升至适应范围。运动前也应有5～10分钟的减速期，使血液逐渐从四肢返回心脏。每周至少运动5天。

3. 冠心病患者锻炼方案应在医生指导下进行。

戒烟对改善糖尿病性血脂紊乱有何影响？

吸烟者血清甘油三酯水平通常比不吸烟者高10%～15%。香烟中的尼古丁和一氧化碳通过刺激交感神经释放儿茶酚胺，使血浆游离脂肪酸增加，进而使血脂升高，并使保护因素高密度脂蛋白胆固醇的水平降低，所以为了健康，赶快戒烟。吸烟作为冠心病的主要危险因素是可逆的。大量研究证明，停止吸烟，冠心病危险程度迅速下降。戒烟1年危险度可降低50%，甚至与不吸烟者相似，且血清高密度脂蛋白可恢复至不吸烟水平。只要您现在行动，永远不晚。另外如果您是个被动吸烟者，也要劝家人戒烟，因为被动吸烟，血甘油三酯亦升高，高密度脂蛋白下降。相信您家人亦会给你创造一个良好的环境。

常见的调脂药物有哪些，他们的特点是什么？

为了便于读者一目了然，特将国内常用的调脂药物、推荐剂量和特点汇表如表5和表6。

表5 国内常用调脂药物推荐剂量

种类	药物	常用推荐剂量
HMG-CoA还原酶抑制剂（他汀类）	辛伐他汀	20 ~ 80 毫克
	阿托伐他汀	10 ~ 80 毫克
	氟伐他汀	20 ~ 80 毫克
	洛伐地汀	20 ~ 80 毫克
	普伐他汀	20 ~ 40 毫克
烟酸	缓/控释剂	1 ~ 2 克
贝丁酸（贝特类）	吉非罗齐	0.6克，一日2次
	非诺贝特	200 毫克
	氯贝丁酯	1 克，一日 2 次

表6 常用调脂药物特点

种类	调脂效果	不良反应	禁忌症
他汀类	低密度脂蛋白↓18% ~ 55%，高密度脂蛋白↑5% ~ 15%，甘油三酯↓7% ~ 30%	肌病，肝酶升高	活动性或慢性肝病
烟酸	低密度脂蛋白↓5% ~ 25%，高密度脂蛋白↑3% ~ 5%，甘油三酯无变化	高血糖，高尿酸（痛风），上消化道不适、肝毒性	慢性肝病
贝特类	低密度脂蛋白↓5% ~ 20%，高密度脂蛋白↑10% ~ 20%，甘油三酯↓20% ~ 50%	消化不良，胆石症，肌病	严重肝、肾疾病

这些调脂药物总的安全性是好的，例如他汀类引起的肝酶增高大约1% ~ 2%，而严重的横纹肌溶解症极为罕见。并且不良反应大多出现在开始用药的6 ~ 8周。如此阶段无不良反应，无其他特殊原因，之后很少出现不良反应。

贝特类降脂药有何功用?

贝特类降脂药能增强脂蛋白酯酶的活性,加速极低密度脂蛋白分解代谢,并能抑制肝脏中极低密度脂蛋白的合成、分泌。这类药物可降低甘油三酯 22% ~ 43%,而降总胆固醇为 6% ~ 15%,并有不同程度升高高密度脂蛋白的作用,其适应症为高甘油三酯血症或以甘油三酯升高为主的混合型血脂紊乱,作为他汀类药物的联合用药选择可以看到氯贝特的商品名有安妥明、冠心平等;非诺贝特的商品名为力平脂;吉非贝特有康立脂等;苯扎贝特有必降脂等。

鱼油可以降脂吗?

鱼油制剂有轻度降低甘油三酯和稍升高高密度脂蛋白的作用,对低密度脂蛋白无影响。

他汀类药物的作用是什么?

这类药物是细胞内胆固醇合成限速酶 HMG-CoA 还原酶的抑制剂,是目前临床上应用最广泛的降脂药,主要作用是降低低密度脂蛋白胆固醇。

临床上常用的药物:辛伐他丁、阿托伐他汀、普伐他汀、洛伐他汀和氟伐他汀。

高胆固醇血症患者如何选用调脂药?

首选他汀类药物,其降低总胆固醇能力为 20% ~ 30%,降低密度脂蛋白胆固醇能力为 30% ~ 35%,还轻度增高高密度脂蛋白胆固醇及轻度降低甘油三酯。

贝丁酸类可轻至中度降低总胆固醇或低密度脂蛋白胆固醇，降低甘油三酯的作用高于他汀类，并可升高高密度脂蛋白胆固醇。

烟酸类降低总胆固醇、低密度脂蛋白胆固醇和甘油三酯，升高高密度脂蛋白胆固醇。对总胆固醇或低密度脂蛋白胆固醇增高未达标者，应首选他汀类药物治疗。

高甘油三酯血症患者如何选用调脂药？

甘油三酯 1.70 ~ 2.25 毫摩尔 / 升者与 2.26 ~ 5.64 毫摩尔 / 升者，首要使低密度脂蛋白下降达标；同时，前者要重点减肥和增加体力活动、减少饮酒等；后者可增加降低密度脂蛋白药物或者加用烟酸或贝特类。

甘油三酯 ≥ 5.65 毫摩尔 / 升，首先选用贝特类或烟酸类降低甘油三酯来预防急性胰腺炎。注意避免使甘油三酯升高的因素：肥胖、缺乏体力活动、吸烟、过量饮酒、高碳水化合物（> 66%总热量）饮食，大剂量 β 阻滞剂。

对低高密度脂蛋白胆固醇者如何处理？

对低高密度脂蛋白胆固醇者，首先降低密度脂蛋白胆固醇至达标，注意减肥、增加体力活动。若低高密度脂蛋白（< 1.04 毫摩尔 / 升）与高甘油三酯（2.26 ~ 5.64 毫摩尔 / 升）同存时，应使非高密度脂蛋白达标，可考虑采用升高高密度脂蛋白的调脂药，首选缓释烟酸制剂，也可选贝特类药物。

混合型血脂紊乱患者如何选用调脂药?

如以总胆固醇与低密度脂蛋白胆固醇增高为主,可用他汀类。

如以甘油三酯增高为主则用贝丁酸类或烟酸类药物。

如总胆固醇、低密度脂蛋白胆固醇与甘油三酯均显著增高,单一使用合理剂量他汀类药物,尤其阿托伐他汀,如疗效仍不满意,应考虑联合用药。联合治疗选择贝丁酸类、烟酸与他汀类合用。

为什么说 "糖尿病就是心血管疾病" ?

1. 糖尿病不仅仅是糖代谢的紊乱,而是糖脂代谢异常,并常同时存在其他心血管危险因素,是未来发生冠心病心肌梗死的极高危人群。

2. 导致糖尿病患者致残或致命后果的最常见(60% ~ 80%)的原因是大血管的动脉硬化和血栓形成,例如心肌梗死和脑卒中。这些大血管病症早于糖尿病的小血管并发症(眼与肾脏损害)。实际上,半数以上患者在确诊糖尿病时,已启动了大血管的病症进程。许多糖尿病患者的心绞痛症状不典型,甚至常见有无痛性心肌缺血或心肌梗死。

3. 无心肌梗死的糖尿病患者未来10年初发心肌梗死的危险和已患有心肌梗死、无糖尿病者未来10年再发心肌梗死的风险等同,高达20%,因此糖尿病确为冠心病(心肌梗死)的 "等危症"。同时患有糖尿病和心肌梗死的患者未来10年再发心肌梗死的风险超过40%。

4. 糖尿病患者不仅要关注自己的血糖,也要关注自己的血脂与血压。其降胆固醇的目标与患有心肌梗死的病人相同,低密度脂蛋白胆固醇降至 2.59 毫摩尔 / 升以下。血压应降至 130/80 毫米汞柱以下。务必戒烟，认真保持理想的体重。

对糖尿病患者的危险因素控制应更为积极，降血压和降血脂时，要在改变生活方式（饮食与运动）同时立即使用降压和调脂药物。

我们已获得了大量令人信服的循证医学证据，只要糖尿病患者采取积极和认真的态度对待自己的危险因素，其心血管疾病可控可防，应把科学的健康金钥匙掌握在自己手中。

糖尿病足

——许樟荣教授与您谈

糖尿病足是糖尿病下肢神经病变、血管病变的结果。糖尿病病人因糖尿病足而造成截肢者，要比非糖尿病者高 5 至 10 倍，糖尿病足是引起糖尿病病人肢体残废的主要原因，严重地威胁着糖尿病患者的健康。糖尿病足早期有哪些蛛丝马迹？它的症状如何？能不能防治？当代糖尿病足病问题研究专家许樟荣教授将为您一一解答。

什么是糖尿病足？

糖尿病足是指发生在糖尿病患者的由于缺血和 / 或神经病变所导致的足的畸形、溃疡或坏疽，严重者可被截肢。糖尿病患者足坏疽一般是由溃疡引起的，这些患者往往有神经病变和血管病变，一旦发生足溃疡，容易并发感染且不容易被治愈。

糖尿病足分几级？

糖尿病足溃疡和坏疽的原因是多方面的，主要是神经病变、血管病变和感染。根据病因，可将糖尿病足溃疡和坏疽分为神经性、缺血性和混合性。根据病情的严重程度，可进行分级。经典的分级方法为 Wagner 分级法。

请您介绍一下糖尿病足的经典分级法？

经典的 Wagner 分级法将糖尿病足分为 6 级，即 0 ~ 5 级。

0 级：目前没有溃疡，但有发生足溃疡危险因素，如周围神经和自主神经病变、周围血管病变、以往有足溃疡史、足畸形（如鹰爪足、Charcot 足）、胼胝、失明或视力严重减退、合并肾脏病变特别是肾功能衰竭以及独立生活的老年人、糖尿病知识缺乏者和不能进行有效的足保护者。对于这些目前无足溃疡的患者，应定期随访、加强足保护的教育、必要时请足病医生给予具体指导，以防止足溃疡的发生。

1 级：表面溃疡，临床上没有感染，这类患者的溃疡如处理得当，均能痊愈。

2 级：较深的溃疡，常合并软组织炎，这类患者如果处理得当，一般也能避免截肢。

3 级：感染影响到骨组织。

4 级：局限性坏疽，一般为足趾的坏疽，这些患肢经过截趾后，足的功能一般能保留。

5 级：全足坏疽，这些患者的截肢水平相对要高。

国际上有哪些通用的分级方法？

近年来，为了更好地评估糖尿病足的分型与判断预后，一些新的诊断和分类标准被提出。较为通用的为美国 TEXAS 大学糖尿病足分类方法（表 7）。

该分类方法评估了溃疡深度、感染和缺血的程度，考虑了病因与程度两方面的因素。截肢率随溃疡的深度和分期的严重程度而增加，如非感染的非缺血的溃疡，随访期间无一截肢。溃疡深及骨组织，截肢率高出 11 倍。感染缺血并存，截肢率增加近 90 倍。

表 7　TEXAS 大学糖尿病足分类分级方法

分级		分期	
1	溃疡史	A	无感染、缺血
2	表浅溃疡	B	感染
3	深及肌腱	C	缺血
4	深及骨、关节	D	感染并缺血

怎样根据糖尿病足病变性质分型？

正确的分类与分级有助于选择合适的治疗方法和判断糖尿病足的预后。糖尿病足溃疡还可按照病变性质分为神经性溃疡、缺血性溃疡和混合性溃疡。

神经性溃疡，神经病变在病因上起主要作用，血液循环良好。这种足通常是温暖的，麻木的，干燥的，痛觉减退或消失，足部动脉搏动良好。并有神经病变的足可有两种后果：神经性溃疡（主要发生于足底）和神经性关节病（Charcot 关节）。

神经 - 缺血性溃疡，这些患者同时有周围神经病变和周围血管病变，足背动脉搏动消失。这类患者的足是凉的，可伴有休息时疼痛，足边缘部有溃疡或坏疽。单纯的缺血所致的足溃疡，无神经病变，则很少见。国内糖尿病足溃疡主要是神经 - 缺血性，单纯的神经性溃疡很少见。

最常见的足溃疡的部位是前足底，常为反复遭到机械压力所致，由于周围神经病变引起的保护性感觉的缺失，患者不能感觉到这种异常的压力变化，不采取相应的预防措施，发生溃疡后并发感染，溃疡难以愈合，最后发生坏疽。因此，足溃疡和坏疽往往是神经病变、压力改变、血液循环障碍、并发感染等多种因素共同作用的结果。

发生糖尿病足的主要原因是什么？

发生糖尿病足的主要原因来自三方面，即周围神经病变、血管病变和感染。神经病变使患者足的感觉减退或消失，使足的肌肉萎缩，这就一方面导致足发生畸形而容易受到损伤，另一方面感觉减退又使足不会对一些不合适的因素进行调整，如袜子过紧和鞋子过小，洗脚水过烫等。缺血则使已经有溃疡的足难以恢复，因为溃疡的愈合需要足够的氧和营养物质。所以，循环不良使有病变的足"雪上加霜"。糖尿病患者，尤其是病情控制不好者，体质差，抵抗力弱，容易被感染。据我们调查，80%以上的糖尿病足患者至少合并一种糖尿病慢性并发症。这些患者一旦发生足的感染，则往往难以被控制或纠正，抗生素用药时间长，花费大而疗效差。所以，糖尿病患者有时仅仅是足的皮肤起个水疱，就可以并发局部感染，严重者则需要截肢（趾）。

糖尿病足坏疽包括几类，如何治疗？

我国习惯上将糖尿病足坏疽分为湿性坏疽和干性坏疽，国外不如此分类。湿性坏疽指的是合并感染的渗出较多的坏疽，这些患者供血还好；干性坏疽是缺血性坏疽，由于动脉供血差，而静脉回流还好，因此坏疽呈干性的。处理上前者相对容易些，抗感染为主；后者必须在改善血液供应的基础上采取局部措施。当然，整体的治疗仍然是必要的，如控制高血糖、降压、调脂、戒烟等。

糖尿病病人足部应如何护理，穿鞋穿袜有何要求？

糖尿病足的预防和护理特别重要。具体的护理措施有：

任何时候，不要赤足行走，以免足部皮肤受损。

洗脚时，先用手试试水温，以避免水温高而引起足的烫伤。洗脚后应该用毛巾将趾间擦干。

糖尿病神经病变在足表现得更严重，许多患者足的感觉减退，而手的感觉则是正常的。

穿着干净舒适的棉袜，袜子太紧会影响足部血液循环。

鞋子宜宽大一些，透气要好一些。穿前应看看鞋子里不可有异物。鞋跟不可过高。

剪足趾甲时，应该平剪，不可为了剪趾甲而损伤甲沟皮肤，甚至引起甲沟炎。

足部皮肤干燥时，可以用油脂护肤品。

足底如有胼胝（过度角化组织，又叫鸡眼），不要自己处理，应请专业人员修剪。

如果自己检查足有困难，可以借用镜子来看足底有否胼胝、皮肤破溃等。

就医时，提醒医生检查一下您的脚。

戒烟。吸烟可以引起血管收缩。吸烟严重者容易有周围血管病变。

尽可能将血糖和血压控制好。

糖尿病足的易患因素有哪些？

冰冻三尺，非一日之寒。糖尿病足的发生决非一朝一夕之事。因此凡是有糖尿病足危险因素的患者，更需要找糖尿病专科和/或足专科专家会诊，以得到及时的指导。

糖尿病足易患因素：

1. 糖尿病病程超过 10 年。

2. 长期血糖控制差。

3. 穿不合适的鞋、足的卫生保健差。

4. 有足溃疡的既往史。

5. 有神经病的症状（足的麻木、感觉触觉或痛觉减退或消失）和／或缺血性血管病变（运动引起的小腿肌肉疼痛或足发凉）。

6. 有神经病的体征（足发热、皮肤不出汗、肌肉萎缩、鹰爪样趾、压力点的皮肤增厚、脉搏很好，血液充盈良好）和／或周围血管病变的体征（足发凉、皮肤发亮变薄、脉搏消失和皮下组织萎缩）。

7. 糖尿病的其他慢性并发症（严重肾功能衰竭或肾移植、明显的视网膜病变）。

8. 神经和／或血管病变并不严重而存在的严重的足畸形。

9. 有其他的危险因素（视力下降，影响了足功能的骨科问题如膝、髋或脊柱关节炎、鞋袜不合适）。

10. 个人的因素（社会经济条件差、老年或独自生活、拒绝治疗和护理；吸烟、酗酒等）。

11. 糖尿病诊断延误等。

国外的经验证明，有效的预防措施可以使一半的患者不发生足溃疡或截肢。这种预防的关键是尽早识别出有糖尿病足高度危险因素的患者，预防糖尿病足溃疡、合理地治疗足溃疡并防止溃疡复发。对有足溃疡危险因素的患者加强糖尿病教育和定期筛查是保证这些预防措施行之有效的前提。

如何治疗糖尿病足？

首先要强调的是，糖尿病足的原因来自多方面，其处理也涉及到多个学科。糖尿病足的处理是个系统工程。首先必须控制好高血糖、高血压，尽可能使血脂正常，要求吸烟的患者必须戒烟。有下肢浮肿的患者应该消肿，浮肿的基础上有足溃疡往往难以愈合。严重高血糖的患者一般需要用胰岛素治疗。

其次是鉴别患者糖尿病足溃疡的病因，如神经性溃疡还是神经—缺血性溃疡。前者一般发生压力增高的区域，如在胼胝的中间，血液供应往往是好的，皮温往往正常甚至升高，神经感觉方面的检查是有问题的。处理的关键是减轻溃疡局部的压力，或者是尽可能地纠正压力异常。由于局部供血是好的，溃疡的处理上可以积极一些。后者一般发生在足的外侧或周边部分，皮肤颜色呈现出缺血的改变如青灰色，足背动脉或胫后动脉搏动消失或明显减弱，但局部的感觉检查是正常的。这类患者的治疗必须解决局部供血的问题。溃疡的问题既需要清创，又不能过头，需要很谨慎地处理，最好由受过专业训练的人士处理。在国外有专门的足病师处理，在国内一般由外科医生处理，因为我们国内目前还没有专门的培训足病师的机构。

我们（解放军 306 医院）糖尿病中心专门送医生和护士到澳大利亚接受足病师训练，回来后发挥了很好的作用。专业人员来处理糖尿病足，这至关重要。足溃疡合并感染的，必须用两种以上的抗生素，兼顾到革兰阴性和阳性的细菌，还要考虑厌氧细菌的感染。严重的溃疡，尤其是并发骨髓炎的或已经有坏疽的，需要及时截肢（趾）。

所以，糖尿病足的处理涉及到糖尿病专科、骨科、血管外科、普通外科、感染科等多个专科。糖尿病足带来的危害性极大，家里有一个糖尿病足患者，不仅患者痛苦，而且家人也要牵涉非常大的精力。糖尿病足的耗费巨大，美国每年糖尿病的医疗费用约为 1,000 个亿美元，其中三分之一是花在了糖尿病足的处置上。所幸，糖尿病足是完全可以预防的。只要严格地控制好糖尿病及其相关的血压、血脂等问题，进行有效的足部护理保健和定期的检查，就可以预防糖尿病足的发生和发展，避免截肢。

糖尿病眼部并发症

——张承芬教授与您谈

糖尿病性视网膜病变是一种主要的致盲眼病，也是糖尿病患者最常见的眼部并发症之一。国内资料表明约有25%～50%以上的糖尿病患者有糖尿病性视网膜病变。约有5%有增殖性糖尿病视网膜病变。而在失明的患者中，85%左右由视网膜病变引起。

糖尿病性视网膜病变是怎样发生、发展的？预后如何？能不能防止？许多患者露出迷惘的眼神。为此，我们请来了当代著名的眼科教授、糖尿病性视网膜病研究专家张承芬教授给大家解答。

为什么要定期去看眼科医生？

糖尿病是全身代谢性疾病，它的并发症不但会累及心、脑、肾等重要脏器，还会累及眼睛等器官。但在早期，病人往往没有感觉，等到视力受到损害才去看医生，治疗化费大，而且效果差。

不论是1型或2型糖尿病均可累及双眼。眼的各个部位，眼前部：角膜、虹膜、晶体；眼肌到眼底：玻璃体、脉络膜、视神经及视网膜等均可受到糖尿病的严重影响。其中，以糖尿病视网膜病变最为严重，常使视力受到损害。

面对糖尿病对视力的威胁，应当如何应对？

首先，我们要认识它，重视它，因为糖尿病是一种可防可治之病。对于已患糖尿病者，正确的综合治疗使患者的血压、血糖和血脂维持在基本正常的范围，就能最大限度地降低糖尿病并发症的威胁。如果已经得了糖尿病眼部并发症，那就更需要早日看眼科，接受进一步检查，以便早作治疗。

糖尿病眼部并发症都有哪些表现？

眼前部常见的糖尿病眼部并发症有以下几种：糖尿病患者的角膜感觉迟钝，上皮易于剥落，因此，糖尿病患者不要戴隐形眼镜，即角膜接触镜；虹膜新生血管，糖尿病人群中患青光眼的人比例增多；晶体混浊，有两类，即糖尿病性白内障和老年性白内障增加；眼肌麻痹，出现复视等，这些都会增加眼部不适，并可使视力减退。

在眼后部，糖尿病视网膜病变更使患者视力直接受损害，视力减退，甚至还会完全失明。在北京协和医院资料中，糖尿病视网膜病变总发生率为51%，其中增殖性糖尿病视网膜病变为6.2%，其主要是受糖尿病控制程度与病程的影响。

因此，我们提请糖尿病患者关注自己的眼睛，定期接受眼科检查。未得眼部并发症的要注意预防。已患眼部并发症的要争取早发现、早诊断、早治疗。

糖尿病眼部并发症如能早诊断、早治疗，疗效会更好吗？

是的。以最常见而重要的眼底病变——糖尿病视网膜病变为例。临床上，糖尿病视网膜病变一般分为非增殖性（或背景性）和增殖性两大类型，其间严重的非增殖性还称为增殖前糖尿病视网膜病变。

非增殖性糖尿病视网膜病变，是糖尿病视网膜病变最常见的类型。眼底可出现微血管瘤、小出血斑，这两种病变在看眼底时表现为红色的小斑点。硬性渗出表现为像蜡烛滴下的小黄色斑点。棉絮斑表现为边界不清的如小棉花团样的斑块。眼底荧光血管造影还可显示毛细血管无灌注的弱荧光区。糖尿病视网膜病变患者最常见的自我感觉是闪光感及视力减退。但当早期病变尚未侵犯黄斑时，病人往往并不自觉。因此，必须定期检查眼底，以便早期发现，早日治疗。特别需要注意的是黄斑病变。黄斑是眼底视力最敏锐的部位。当人们要看清物件时，必须将黄斑对准所要看清的目标，一旦黄斑有病变；如黄斑水肿、脂性渗出或缺血侵犯黄斑中心凹，就会发生视物变形，视物发暗，视物不清，眼前正中有一看不到的区域，即中心暗点。中心视力下降，并有闪光点。早期发现后可以提高警惕，加强全身治疗，对糖尿病控制得好，黄斑变性可以好转，还可及时做眼底局部激光治疗。如果不看眼科医生，不能及时发现黄斑水肿，长期黄斑水肿会发展为不可好转的黄斑囊性变性，视力无法挽回。

较严重进展的背景性糖尿病性视网膜病变中，视网膜出血。棉絮斑增多及静脉串珠状扩张，称增殖前糖尿病视网膜病变。此期需要紧密随诊并应做眼底荧光血管造影，以便早日做广泛播散性光凝治疗（俗称全视网膜光凝）。否则病情会很快发展至增殖性糖尿病性视网膜病变。

增殖性糖尿病视网膜病变，是糖尿病视网膜病变最严重的程度，此期视网膜缺血缺氧程度加重，眼底出现刺激新生血管生长的因子，在视网膜和视神经乳头上生长出新生血管。这些新生血管管壁很薄，容易渗漏及出血，加重视网膜水肿，出血可到玻璃体内造成玻璃体混浊。

以后纤维组织增生，形成条带，其收缩牵拉可引起视网膜脱离。此期患者视力严重减退，病人常因眼底出血和（或）并发的视网膜脱离急于去看眼科医生，但已错过单纯激光治疗的最佳时期。必须联合手术治疗，增加痛苦和花费，效果远不及在前期进行治疗为好。

如何防治糖尿病视网膜病？

1. 在没有出现糖尿病眼部并发症前，一定要控制好血糖，降低高血脂、高血压。这样可以长期不得眼部并发症。北京协和医院有两位职工，年轻时发现患 1 型糖尿病，注射胰岛素治疗，45 年来，一直坚持定期去眼科复查，至今仍无眼部并发症。

2. 如果已有眼部并发症，要听从医生建议，按时用药并做必要的检查，如眼底荧光血管造影等。

3. 如需要激光治疗，一定要听从医生指导。非增殖性糖尿病视网膜病变，可做局部激光治疗黄斑病变。一旦已经是增殖性视网膜病变，则需做全视网膜光凝，防止眼底出血和新生血管性青光眼等严重并发症。

4. 只要患有糖尿病就要定期看眼科医生，尚未得眼部并发症者要去，已得者必须去，做了治疗者也要定期复查。有时激光治疗后还需补充治疗。

5. 当眼底出血不吸收，需要做玻璃体手术时，就下决心听从医生安排。

眼睛是心灵的门窗。糖尿病患者，一定要关爱自己的眼睛。2002 年世界糖尿病日的主题是"糖尿病与眼病：不可忽视的危险因素"。但是如果病人能注意防治，一定能远离眼睛并发症。

糖尿病勃起功能障碍

——张元芳教授与您谈

勃起功能障碍（ED）与糖尿病之间的关系，很早就已引起人们的注意。Naunyn 于 1906 年首先提出勃起功能障碍是糖尿病最常见的并发症之一。糖尿病患者勃起功能障碍的患病率是非糖尿病患者的 3 ~ 5 倍。糖尿病患者能否走出勃起功能障碍的困境，重振昔日雄风？我们请来了著名男科学专家、上海医学会泌尿外科学会主任委员张元芳教授，请他谈谈糖尿病性勃起功能障碍。

什么是勃起功能障碍，其发病情况如何？

勃起功能障碍（ED）是指阴茎不能勃起，或者虽然能勃起，但是不能达到维持充分的勃起以获得满意的性生活。将近90%的糖尿病患者有不同程度的性功能障碍。糖尿病性勃起功能障碍可发生在任何年龄。随着年龄的增加患病率也不断增加（表8）：

表8　糖尿病性勃起功能障碍的患病率与年龄的关系

年龄（岁）	患病率（%）
20～29	25～30
30～49	31～49
50～59	50～60
60～79	＞75
80岁以上	＞80

什么是性欲，与勃起功能障碍有没有关系？

"性欲"是指在一定刺激下产生的性兴奋和进行性交的欲望，这也是人类与生俱来的本性。

性欲的产生是正常性生活的第一步，性欲受中枢神经系统、内分泌系统、情绪精神状况等多方面的影响，不同患者之间的性欲个体差异可以很大，甚至同一个体在不同环境下，性欲的波动和变化也会很大。有勃起功能障碍的病人，包括糖尿病性勃起功能障碍，并不一定没有性欲，往往是在有性欲的情况下，阴茎不能勃起或勃起不能达到获得满意性生活的程度。

糖尿病病人为何易发生勃起功能障碍？

糖尿病产生的代谢紊乱，损害周围神经、自主神经和加速小血管的粥样硬化而易导致勃起功能障碍。大多数患者的勃起障碍与神经病理改变有关。在高血糖的影响下，神经纤维发生障碍，感受的"信息"和行动的"指令"不能上通下达。当病变影响到有关的性神经，勃起功能障碍就不可避免地发生了。也有些患者是因为糖尿病累及阴茎海绵体的小血管，使阴茎像一个无法充气的皮球，从而导致勃起障碍。这类勃起功能障碍属于器质性勃起功能障碍，约占糖尿病性勃起功能障碍的80%。

当然，糖尿病患者的勃起功能障碍并非一定是糖尿病引起的，尤其是患者用手淫等方式能完全勃起时，则提示勃起功能障碍是精神性因素引起的。这类勃起功能障碍属于心理性勃起功能障碍，约占糖尿病性勃起功能障碍的20%。

怎样治疗糖尿病性勃起功能障碍？

糖尿病性勃起功能障碍的治疗首要的当然是糖尿病本身的治疗，通过药物、饮食、运动治疗把血糖调节至正常水平，这是治疗糖尿病性勃起功能障碍的前提和基础。因为高血糖本身也可直接作用于阴茎海绵体平滑肌，导致舒张反应受损。

在严格控制血糖的基础上，目前普遍公认的口服药物治疗、VCD等影像刺激、心理治疗基本上都是无创性的治疗，被作为一线治疗；海绵体内血管活性剂注射治疗（ICI）、尿道内给药为微创性治疗，被定为二线治疗；而血管手术及假体手术治疗是一种创伤性治疗，为三线治疗。三线治疗往往在一、二线治疗均无效时才考虑采用。

糖尿病性勃起功能障碍如何进行药物治疗？

许多药物可影响性功能，且一种药物剂量不同对性功能影响不同，不同人之间或同一人不同时间对药物的反应不相同。故应在有经验的医生指导下选用。滥用可致性功能紊乱，有害无益。

1. 西地那非（万艾可）：西地那非的问世，使药物治疗勃起功能障碍取得了突破性的进展，该药对各种勃起功能障碍均有效。在美国曾经对268例糖尿病性勃起功能障碍病人做过为期12周的多中心双盲安慰剂对照试验，发现西地那非能够改善51%～56%糖尿病患者的勃起功能障碍，而对照组仅10%～12%。英国和欧洲的研究还发现血糖控制较差的患者，使用万艾可后仍有改善作用，当然其效果要低于非糖尿病患者。这些都表明，西地那非治疗糖尿病性勃起功能障碍是安全有效的。但是在使用时必须严格掌握西地那非不能与硝酸酯类药物合用，因为会造成明显的血压下降。由于糖尿病常同时伴有高血压和冠心病，因此权衡与性活动相关的心血管风险十分重要。

一般认为，服用50～100毫克即可，宜在性交前1小时服用，有效时间为1～3小时。服用西地那非的有效性前提是必须有性刺激。

对于西地那非治疗无效的糖尿病性勃起功能障碍病人，还可到有泌尿外科和男科的医院，请泌尿、男科医师会诊，采取其他的治疗方法如海绵体内注射血管活性药、尿道内给药、阴茎负压吸引或阴茎假体植入等。

2. 育享宾：为 α_2 一肾上腺素能阻滞剂。其作用于中枢神经系统，提高性兴奋反应；增加阴茎海绵体内血流的作用，促进勃起。适应于血管性和精神性阳痿。常用剂量5.4毫克，每日3～4次，连服10周一个疗程。不良反应有头痛、眩晕、心悸、少数可出现过敏反应等。肾功能不全者慎用。

3. 酚妥拉明（立其丁）：阻滞 α -肾上腺素能受体。用法：酚妥拉明1～3毫克，与罂粟碱30～40毫克混合后于一侧阴茎根部注入阴茎海绵体。不良反应有头痛、瘀血、血尿、海绵体纤维化、异常勃起、感染、肝功能损害、低血压。切不可滥用。

4. 硝酸士的宁：对精神性勃起功能障碍有效，而且见效快，患者见到自己勃起成功，从而增强了自信心，对以后性功能十分有利，但士的宁有一定不良反应，疗程不宜超过1周。用法：1～3毫克，口服每日3次或每次1毫克，晚间皮下注射。或1～3毫克做骶神经封闭，每日1次。

5. 硝酸甘油：每次临睡前舌下含服0.5～1片。不良反应有头胀、头痛、心悸等，多可耐受。

6. 性激素药物：多用于原发性性腺功能低下所致的勃起功能障碍，尤其是伴有雄性激素缺乏者。但对精神性勃起功能障碍患者可起安慰剂作用，有一定疗效。丙酸睾丸酮50毫克，肌注、每日1次。长期中等或大剂量应用可引起睾丸萎缩，精子量减少。

7. 前列腺素：亦可阴茎海绵体内注射。

糖尿病性勃起功能障碍可用手术方法吗？

勃起功能障碍的手术治疗有阴茎假体植入和动静脉外科手术两种。但是随着药物和其他无创、微创疗法对勃起功能障碍治疗取得了较好的效果，外科的手术治疗已经较少应用。

糖尿病性胃轻瘫

——陆广华教授与您谈

糖尿病患者一般胃口很好，素有"三多一少"之称。但有些血糖控制不好的病人，出现食后饱胀、早饱、恶心、胃口越来越差，这些病人常以为得了胃肠道疾病或肝胆系统疾病，著名内分泌学教授陆广华提请患者注意：谨防糖尿病性胃轻瘫。

什么是糖尿病性胃轻瘫，有哪些临床表现？

糖尿病性胃轻瘫的定义是：无机械性梗阻存在，禁食一夜后胃内仍有食物残留，胃运动功能检查显示胃动力减退和排空延迟。原发性胃轻瘫者病因不明，继发性者大多与糖尿病及胃部手术有关。

胃运动功能障碍是糖尿病最常见的并发症之一，据文献报道50%～76%的糖尿病患者并发胃动力障碍，严重者发生胃轻瘫。主要临床表现可有上腹部饱胀或不适、早饱、恶心、嗳气、呕吐、胸骨后疼痛、食欲减退、便秘和体重减轻等，症状严重者发生胃扩张、酮症酸中毒和胃石形成。胃部症状一般在餐后加重，也可间歇发作或症状不明显。

糖尿病胃轻瘫是怎样发生的？

糖尿病性胃轻瘫的发生主要有以下几个方面。

1. 自主神经和胃肠神经系统病变：大量临床和实验研究证实本病与自主神经的迷走神经和胃肠神经系统的肌间神经丛损害有关。由于这些神经病变，导致胃运动功能障碍和排空延迟。

2. 胃消化间期移行性复合运动（MMC）周期紊乱或消失：正常胃消化间期 MMC 静止和运动的周期变化可分为四个时相：第Ⅰ相为胃运动静止期，胃无收缩，持续45分钟；第Ⅱ相为不规则间歇收缩期，持续40分钟；第Ⅲ相为强力收缩期，持续10分钟；第Ⅳ相为收缩消退期，持续5分钟。胃消化间期 MMC 的主要作用是促进近端胃、远端胃和近端小肠收缩的协调运动。糖尿病患者由于胃动力减退，张力降低，胃消化间期 MMC 第Ⅲ相周期紊乱或消失，近端胃和远端胃的不协调运动，幽门活动异常和阻力增高导致胃活动减退和排空延迟。

3. 血糖变化：临床和实验研究证明，糖尿病患者长期血糖控制不良，可并发胃轻瘫。高血糖可抑制胃运动和胃排空。我们对 107 例 2 型糖尿病患者进行双核素标记胃排空检查，发现血糖变化与胃排空呈负相关。即血糖越高，胃排空越慢。

4. 内分泌激素的变化：糖尿病是全身代谢性疾病，会引起许多激素分泌的变化。胃肠道激素如胃动素、胃泌素、胰多肽、生长抑素、胰升糖素和胆囊收缩素等变化都可影响胃动力和胃排空。

5. 其他：水与电解质紊乱，酮症酸中毒对胃运动功能都可产生不利影响。

怎样诊断胃轻瘫？

诊断本病一般并无困难，但由于胃轻瘫者多数无胃部症状或症状轻微，体格检查也可无特殊异常发现，给早期诊断胃轻瘫带来一些困难，因此必须结合胃运动功能检查加以确诊。还需做胃镜检查，以排除消化性溃疡、反流性食管炎等疾病。此外还应与胃肠炎、系统性硬化病、皮肌炎等风湿性疾病鉴别。

胃运动功能检查有哪些方法？

目前常用胃运动功能检查的方法有以下几种：

1. 核素胃排空：以单光子发射计算机断层摄影（SPECT）显像技术，应用核素 ^{113m}In 标记的液体试餐和 ^{99m}Tc 标记的固体试餐测定胃排空时间。本法堪称为检测胃动力的"金标准"。糖尿病胃轻瘫者，主要显示固体餐排空延迟，可伴有液体餐排空延迟。

2. 胃电图描记法：本法为非侵入性。应用胃电分析仪，通过安放在胃体表电极记录胃电活动。胃轻瘫者可显示胃动过速、胃动过缓和（或）胃电节律紊乱。

3. 胃内测压术：通过胃内压力变化了解胃运动功能。胃、幽门和十二指肠测压法，可测定胃动力，胃消化间期移行性复合运动、胃腔压力和容量。糖尿病胃轻瘫者，胃动力减退，胃内压力降低，特别是远端胃窦压力降低和排空延迟。

4. X线检查：通过钡剂或不透X线的物体进行胃运动功能检查，可观察胃位置、张力、蠕动和胃排空等变化。

5. 其他：磁共振成像术（MRI），核素 ^{14}C 或 ^{13}C 标记的呼吸试验，胃插管术，上腹部阻抗测定，B超和三维超声等。

胃轻瘫患者的饮食、运动锻炼要注意哪些方面？

糖尿病胃轻瘫患者的饮食、运动锻炼要注意以下几点：

根据病人的特点不同，做好饮食调节。有烟、酒嗜好者，应戒烟、戒酒。有早饱、腹胀、恶心、食欲减退的病人，应少食多餐，进食易消化而富含营养的食物，可将食物研磨成糜粒状，以利于消化吸收。避免一次进食太多，避免进食油炸、油煎和不易消化的固体食物。另外，可适量吃些含纤维素的食物，如荞麦、玉米、新鲜蔬菜、水果、海带、紫菜、果胶、藻胶等，以利于胃肠蠕动，保持大便通畅。

运动锻炼不但可增强体质，提高人体对疾病的抵抗能力，还可提高工作效率和生活质量，有利于血糖控制和胃肠蠕动。运动锻炼应在医师指导下进行。每次运动锻炼一般在 20～30 分钟，每日 1～2 次，循序渐进。如快步行走、慢跑、健身操、太极拳、打乒乓、打羽毛球、骑自行车和家务劳动等。还可进行胃肠部按摩。要避免激烈和长时间地运动。

怎样治疗胃轻瘫？

本病常发生于血糖控制不良的糖尿病患者。除饮食控制和适当体育锻炼外，应联合降糖药和促进胃动力的药物进行治疗，如能早期发现及时治疗，可改善和逆转胃轻瘫。虽然促进胃动力的药物对糖尿病胃轻瘫的疗效各家报道不一，但大多数学者认为疗效肯定。

多潘立酮和甲氧氯普胺是多巴胺 D_2 受体拮抗剂，阻断多巴胺对胃肠道的抑制作用，增强胃动力，改善和消除上腹胀、早饱、恶心、呕吐等胃部症状。多潘立酮作用于外周，甲氧氯普胺可通过血脑屏障，兼有外周和中枢神经系统作用，故可能引起迟缓性运动障碍和张力障碍等中枢神经系统的不良反应，使用时应注意。多潘立酮常用剂量为 10 毫克，每日 3～4 次口服。

西沙必利是 5-羟色胺 4 受体激动剂，促进胃肠动力的作用较多巴胺 D_2 受体拮抗剂更强，主要作用是通过肠肌间神经丛的神经节前和节后纤维释放乙酰胆碱，促进胃对食物的排空，剂量为每次 5～10 毫克，每日 3 次口服，一日剂量不宜超过 30 毫克。一般服药后 2～4 周见效。国外个别报道，该药可引起 Q－T 间期延长和室性心律紊乱。分析其原因，可能与用药剂量过大（每日 160 毫克），糖尿病合并严重心血管疾病、肝肾疾病，反复发作低血糖或联合用药有关。国内 106 篇有关西沙必利治疗的论文 14301 例药物应用者，无 1 例有心脏并发症。这与国内一般用药剂量（每日 15～30 毫克）较小有关。我们采取严格的病例选择，心电图监测，每日剂量不超过 30 毫克，疗程 4 周，疗效达 85%，无 1 例发生严重心脏不良反应。莫沙比利也是 5-羟色胺受体激动剂，其药理作用同西沙必利，常用剂量为 5～10 毫克，每日 3 次口服。据文献报道，在常用剂量下，无 1 例发生 Q-T 间期延长和心脏不良反应。

红霉素及其类似物具有胃动素受体激动剂的特性，有强大的促进胃动力的作用。推荐静脉给药较口服给药效果好，起始小剂量，以后拟至每日 100～200 毫克。但红霉素不能与西沙必利合用，因两药均经细胞色素 P-450 同功酶在肝内代谢，合用可导致 Q-T 间期延长和遭受室性心律紊乱的危险。对应用各种药物治疗无效的顽固性胃轻瘫者，可择期进行手术治疗，以解除胃轻瘫症状。

糖尿病合并口腔病变

——周曾同教授与您谈

世界卫生组织曾指出，如果能注意口腔保健，80 岁完全可以有 20 颗牙。牙不是"老掉"的，而是由于牙病而"病掉"的。这与人们的口腔保健意识不尽如人意有关。相对而言，糖尿病患者的口腔问题更多、更严重。许多资料表明，糖尿病患者牙龈炎和牙周炎的发病率更高。世界卫生组织召开的第三届牙科预防保健研究会将糖尿病与牙周疾病列为重要研究课题之一。有些牙周脓肿反复发作的患者，经检查发现了糖尿病；而有些糖尿病患者患有牙周炎，经很好控制糖尿病后，牙周炎获得好转。糖尿病究竟与口腔病变有哪些关系？能不能预防？怎样防治？上海第九人民医院口腔内科主任周曾同教授为您解答。

糖尿病患者易发哪些口腔疾病呢？

我们曾经对糖尿病住院病人做过调查，发现这些病人中发生龋齿、牙髓病、根尖周病、牙龈炎、牙周病以及多种口腔黏膜病的比例大大高于正常人群。与心血管疾病、消化道疾病等其他患者群体相比，其上述疾病的发病比例也大大提高。更有意思的是，在口腔肿瘤、口腔溃疡、口腔糜烂性损害的就诊患者中，如果细致地追问病史，可以发现许多人有糖尿病史。还有些人是在口腔科就诊的化验检查中才被发现血糖升高，后经内科医师进一步检查诊断为糖尿病。

龋病是一种牙齿的疾病，怎么会跟糖尿病有关呢？

龋病的发生主要与四个因素有关。

首先是食物因素，那些甜的、黏乎乎的、容易发酵变酸的食物会对牙齿硬组织产生腐蚀；第二是微生物因素，致龋菌中变形链球菌、黏放菌等是口腔内的"常驻"菌，平时受到其他共存细菌的抑制，达到一定的平衡，一旦细菌生长的环境发生变化，这种"和平共处"的局面就会被打破，致龋菌便猖獗发威；第三是宿主因素，包括牙齿的窝沟点隙等薄弱结构和免疫力降低；第四是时间因素，长时间的口腔清洁工作做不好，就会"积脏成疾"，发生龋病。

糖尿病患者恰恰与这四方面都有"瓜葛"。其高血糖状态使唾液中的含糖量增高，口腔酸性增加；由于唾液量减少，对牙齿的冲洗自洁作用下降，对致龋菌的抑制能力减弱，打破了菌群平衡；同时唾液中免疫球蛋白 SIgA 和无机盐等微量元素减少，对牙齿免疫功能下降和再矿化水平下降。因而患龋的危险性就大大增加了。

糖尿病与牙周病又有什么关系呢？

牙周病是牙周支持组织的一种疾病，往往累及牙龈、牙周膜和牙槽骨。表现为牙龈炎和牙龈出血，牙周袋形成和溢血溢脓，牙槽骨吸收和牙齿松动移位，严重者可以全口牙齿脱落，成为"无齿之徒"。流行病学调查结果表明，牙周病的危险因素包括牙菌斑和牙结石，全身疾病（如糖尿病）、嗜烟、长期疲劳、精神压力大，文化程度低、收入少而不能维持口腔健康环境等。其中，除了牙菌斑和牙结石是重要的局部始动因素外，糖尿病等全身性疾病就是最主要的"背景"因素了。

研究表明，内分泌紊乱，尤其是胰岛素、性激素分泌紊乱对人体的防御机制有很大损害，同时还影响到机体的修复能力。因此，糖尿病患者对存在于牙颈部的结石的机械刺激，以及牙菌斑内细菌释放的毒素就缺乏抵抗力，牙周组织易受伤害。

此外，由于糖尿病患者的糖化终末产物增多和高血糖状态，会引起牙周胶原纤维变性和牙周细胞的修复功能下降，加之糖尿病患者的代谢产物能为致炎细菌提供营养，所以一旦发病，就会"一发而不可收拾"，大大加快病程发展。

更应引起重视的是，糖尿病与牙周病有许多相似之处。国外有人将此归纳为"3S"。即 silence disease（隐匿发病），social disease（具社会性质的疾病），self-controllable disease（可自我控制的疾病）。所以在防治两病中也有许多需要共同注意的地方。例如控制饮食，调整饮食结构，提高机体免疫力，加强口腔卫生，避免劳累等等。

有人提出，牙周病与糖尿病是互为因果的，其理由是，有资料证实牙周袋中的革兰阴性菌分泌的内毒素可以进入血液破坏抗体，造成胰岛素失调，进而引发糖尿病。所以控制牙周感染也是长期控制糖尿病的基本措施。

糖尿病患者还会引起哪些口腔黏膜损害呢？

口腔黏膜是覆盖在口腔内的一层软组织，有免疫、机械屏障、吸收以及感觉等多种生理功能。正常的口腔黏膜应该是粉红色的、光滑湿润的、柔软而有弹性的、完整而无破溃的。口腔黏膜靠基层细胞不断更新代谢维持其生理功能。

糖尿病患者由于其内分泌紊乱，直接影响到黏膜细胞的新陈代谢和对细胞的营养提供，使上皮细胞常常处于"饥饿"状态，因此黏膜非常薄，抗摩擦能力下降，常常会出现黏膜充血、渗血、疼痛。糖尿病患者的唾液分泌量下降，又使唾液对黏膜的冲洗作用下降，食物中的不良刺激物因此而"大发淫威"，会进一步损害黏膜。同时，因为免疫球蛋白的减少，而又使黏膜的免疫功能下降，从而使有害微生物得以繁殖。正是由于这些原因，糖尿病患者的口腔黏膜常常会出现溃疡、充血、糜烂、感觉异常、干燥、萎缩以及白色念珠菌感染等症状。

对于患有口腔黏膜病的患者（例如口腔白色念珠菌病、口腔白斑、口腔盘状红斑狼疮、扁平苔藓、天疱疮、口腔溃疡等）来说，如果合并有糖尿病，那么不仅其病程可能会更加迁延，病情会加重，而且给用药带来很多限制，会影响到疗效。

当然，某些口腔黏膜病本身就是糖尿病的并发症，例如糖尿病性舌乳头萎缩，如果能够有效地控制糖尿病病情，就可有效地治好口腔黏膜病症。

怎样预防口腔病变的发生？

可以采用三级预防的办法。

一级预防：是指以促进口腔健康为目的一系列措施。例如：①主动接受口腔保健指导，树立口腔卫生意识。②正确使用刷牙方法，提倡使用牙线等清洁保持工具。③定期到医院口腔科检查口腔健康状况（包括牙齿、牙周组织、口腔黏膜组织、涎腺等）。④定期洁牙。⑤纠正不良习惯（吸烟，咬唇咬颊等），增强体质，合理饮食，调节情绪，劳逸结合，起居有常。

二级防治：是指早发现、早诊断、早治疗，将口腔并发症"消灭在萌芽状态"。例如对不良修复体、残根残冠要早做处理；对口腔黏膜症状要早就医，早检查，排除某些恶性疾病等等。

三级防治：是对于已经出现的龋病、牙周病和口腔黏膜病要采取积极的治疗。龋病可通过去龋、备洞、充填来修复；牙髓病或根尖周病则要通过根管治疗或根尖手术来治愈；牙周病可以通过局部用药（牙周袋内置药物）和全身用药等保守方法，以及龈切、翻瓣、牙周袋刮治、骨移植等手术方法进行系列的综合治疗；口腔黏膜病则采用局部和全身治疗相结合，中西医相结合，药物和手术相结合等多种综合治疗方案来取得疗效。

糖尿病合并肥胖

——邹大进教授与您谈

近年来随着生活水平的提高，超重与肥胖的发病率与日俱增。在肥胖人群中，糖尿病的发病率非常高。著名内分泌学教授邹大进为您剖解肥胖与糖尿病之间的"恩恩怨怨"。

肥胖与2型糖尿病之间有何关联?

肥胖是多种疾病共同的病理基础，包括血脂异常、高血压、胰岛素抵抗、糖尿病、胆囊疾病、睡眠呼吸暂停、高尿酸血症与痛风等。其中与肥胖关系最为密切的是 2 型糖尿病。肥胖是 2 型糖尿病独立的高危因素，80% ~ 90% 的 2 型糖尿病患者伴有超重和肥胖。体重增加与患 2 型糖尿病的危险性高度相关，如果把 BMI < 23 千克 / 平方米的糖尿病发病风险定为 1.0，那么，BMI ≥ 25 千克 / 平方米的风险就为 5.5，BMI ≥ 30 千克 / 平方米的风险为 25，BMI ≥ 35 千克 / 平方米的风险为 72。肥胖的患病率与 2 型糖尿病的患病率相关联。肥胖患病率越高的国家，糖尿病的患病率也越高，如太平洋岛国瑙鲁，70% 人群为肥胖，近一半的国民为糖尿病患者。因此，在 2 型糖尿病形成的环境因素中最重要的是肥胖。

肥胖是如何导致2型糖尿病的呢？

肥胖是 2 型糖尿病自然病程的起源。肥胖先引起胰岛素抵抗（胰岛素降血糖的效应下降），胰岛代偿性分泌胰岛素以保持糖代谢正常。一旦胰岛有缺陷，胰岛素分泌量代偿不了胰岛素抵抗，导致餐后血糖升高，又称为糖耐量减低（葡萄糖耐量减退），葡萄糖耐量减退进一步损害胰岛功能，空腹血糖升高超过 7.0 毫摩尔 / 升，2 型糖尿病就会发生。因此多数 2 型糖尿病的自然病程的发展为肥胖→葡萄糖耐量减退→2 型糖尿病→难以控制的高血糖→糖尿病并发症→致残及死亡。

腹部肥胖或称为中心性肥胖更易造成胰岛素抵抗。中心性肥胖是指腰围男性 ≥ 90 厘米、女性 ≥ 80 厘米，主要是由内脏脂肪增多堆积造成的。内脏脂肪组织具有内分泌功能，它的增多使其分泌的激素水平发生紊乱，从而拮抗了胰岛素的降糖作用；相反，皮下脂肪组织的内分泌功能相对较弱，因而相同体重的肥胖患者，中心性肥胖者的胰岛素抵抗程度比均匀性肥胖者更为严重，也更难以纠正。

另外，2 型糖尿病发生后，机体糖代谢和脂代谢进一步紊乱，致使血糖升高、血脂升高、脂肪重新分布，也会在一定程度上加重肥胖的程度。由此肥胖和 2 型糖尿病形成了互为因果的恶性循环。当 2 型糖尿病严重到一定程度时，才会发生体重减轻。

为什么许多胖子是"高瘦素血症"？

1994 年发现的瘦素是肥胖与 2 型糖尿病防治研究的重大突破，瘦素是由脂肪细胞分泌的蛋白质激素，主要生理功能是产生饱食感、抑制食欲、增加脂肪消耗和代谢。缺乏瘦素者或者瘦素结合作用的位点（瘦素受体）发生病变，将发生严重肥胖和 2 型糖尿病，前者补充瘦素很快见效，而后者补充瘦素无效。对于绝大多数肥胖和 2 型糖尿病患者来说，体内并不缺乏瘦素，也没有发现瘦素或其受体基因有突变。血清瘦素浓度与肥胖程度惊人的一致，即越是肥胖，瘦素水平越高。这可能是瘦素的脂肪储存信号不能有效传导至神经中枢，医学上称为"瘦素抵抗"。瘦素抵抗一旦发生，人体不知道储存了多少脂肪，脂肪细胞不断肥大，肥大的脂肪细胞又产生了很多瘦素。这就形成了临床上大多数特有的征象：高瘦素血症、肥胖和 2 型糖尿病。

何谓"脂肪中毒"?

肥胖还可导致脂肪的存储空间不足，脂肪从脂肪细胞中逃逸与溢出，在非脂肪细胞内的异位沉积，引起"脂肪中毒"或称为"脂毒性"。例如，在胰岛 β 细胞内沉积，引起 β 细胞凋亡；沉积于肌肉细胞，抑制胰岛素信号传导，延缓葡萄糖进入肌细胞代谢；沉积于肝脏，引起脂肪肝和肝糖异生增加。肥胖导致胰岛素抵抗和糖尿病的核心问题是脂肪细胞因子的分泌异常和脂肪的异位沉积。

对于肥胖型2型糖尿病患者，首要的治疗是什么?

有效控制体重是治疗的第一步。但 2 型糖尿病肥胖患者控制体重较非糖尿病肥胖患者更难。由于患者年龄较大且伴有多种疾病，单纯饮食控制和运动难以有效降低体重。部分医务人员对糖尿病的治疗较集中在控制代谢紊乱而不是控制体重，此外部分抗糖尿病的药物阻碍体重下降，甚至使体重上升。肥胖无糖尿病如果达到中度体重下降（平均体重下降 4.5 千克）可降低 2 型糖尿病发病危险达 30%，已患 2 型糖尿病患者体重下降可改善血糖代谢，肥胖型 2 型糖尿病使原有体重下降 10%，将使空腹血糖下降

60%，糖尿病相关死亡率下降 30%，相关肿瘤死亡率下降 40%，所有原因所致的死亡率下降 20%。因此减重对肥胖型 2 型糖尿病患者的健康十分重要。

怎样进行有效减重？

减重最为基础的治疗就是控制饮食和加强运动。但糖尿病患者控制饮食时，仅凭毅力，常常难以解决问题。有些患者还以为"饿得慌"就是低血糖的表现，可以随意进食，这种观点是极其错误的。低血糖有一系列的临床表现，如饥饿、头晕、面色苍白、手抖等，不能单凭饥饿一个现象就断定是低血糖。而且即便是发生低血糖也不能大吃特吃，进食一两块饼干就可以了。那么如何避免"饥饿感"呢？建议可以多进食一些新鲜的蔬菜，另外应减少脂肪、油类的摄取，尽量吃瘦肉，以获得"饱足感"。此外有一种凉山苦荞麦是缓解饥饿感、降体重、降血糖的好方法。

登楼梯是一项很好的有氧运动项目，登楼梯时能量的消耗比静坐多 10 倍，比步行多 1.7 倍。

如果肥胖和糖尿病病人每天登 6 层楼梯 3 次，约消耗能量 8371 千焦（2 000 千卡），肥胖型糖尿病病人心脏病的患病率和死亡率将减少 1/3。其他如快速步行、慢跑、球类、游泳等运动都可进行，关键是确定合适的运动量并长期坚持。

对于血糖难降的肥胖型 2 型糖尿病患者，可给予奥利司他 120 毫克，3 次／日，在用药第一年可有效降低体重，第 2 年体重可保持不变，并可减轻胰岛素抵抗，降低血糖、血脂和血压等肥胖相关的危险因子。极严重的肥胖（BMI ≥ 40）和严重肥胖（BMI ≥ 35）的 2 型糖尿病病人要考虑手术治疗，肥胖型 2 型糖尿病患者通过手术减重 30 千克，将使糖尿病的死亡率下降 75% ～ 80%。据我院 32 例重度肥胖伴 2 型糖尿病手术资料统计，术后平均减重 28 千克，半数以上糖尿病患者在停用降糖药后血糖正常，多数患者降糖药和胰岛素剂量减少。因此肥胖型 2 型糖尿病的治疗永远强调减重第一。

糖尿病合并肝病
——范建高教授与您谈

糖尿病和肝病均是严重危害人类健康的常见慢性病，两者关系密切。一方面，糖尿病可以引起各种类型的肝脏损伤；另一方面，慢性肝损伤亦可影响糖代谢，导致葡萄糖耐量减退甚至发生显性糖尿病。上海第一人民医院脂肪肝诊治中心主任范建高博士提请患者和家属注意：肝源性糖尿病与糖尿病肝病的准确区分及其合理防治，无论是对糖尿病还是肝病预后的改善均具十分重要的意义。

糖尿病和肝病并存时需考虑哪些可能？

临床上，糖尿病与肝病通常相继发生或合并存在，既可能为一个病因的两个系统的表现，又可能具有相互促进的链式恶性循环依存性。

肝病和糖尿病同时存在可归为三类因果关系：①原发性糖尿病引起的肝病。②慢性肝病引起的肝原性糖尿病。③某些疾病同时并发肝病和糖尿病，例如遗传性血色病、慢性胰腺炎、自身免疫性肝炎以及肢端肥大症、库欣综合征、甲状腺功能亢进症等。此外，糖尿病与肝病的关系也可能是间接的，两者合并存在但彼此间无因果关系。

糖尿病可以引起哪些肝脏病变？

糖尿病除可引起肾脏、心脏、视网膜、神经等组织器官损害外，亦可导致各种类型的肝脏损伤，表现为相应的临床综合征。

1. 糖原累积性肝肿大：主要是由于长期的高胰岛素血症造成肝糖原大量堆积，1型糖尿病相对多见。临床表现为无痛性肝肿大，肝功能检查也多在正常范围之内。

2. 糖尿病性脂肪肝：同糖尿病与其他慢性肝病的关系相比，糖尿病与脂肪肝的关系更为密切。脂肪肝是2型糖尿病患者慢性肝病最主要的表现形式，糖尿病患者有21% ~ 78%伴有脂肪肝。在引起脂肪肝的所有病因中，糖尿病占第三位，仅次于肥胖与饮酒。而脂肪肝患者的空腹血糖水平亦高于非脂肪肝患者，其中4% ~ 46%的脂肪肝患者同时为糖尿病患者。临床表现有肝肿大，肝区不适和触痛以及乏力，腹水罕见。肝功能酶学指标可正常或轻度异常，但血清胆红素和球蛋白一般正常，除非发生明显的脂肪性肝炎和失代偿期肝硬化。

虽然1型糖尿病患者亦常有肝脏肿大以及血清肝酶学异常，但多与脂肪变无关，可能是由肝细胞糖原蓄积引起。

3. 病毒性肝炎：糖尿病病人易患病毒性肝炎，其患病率为正常人的2 ~ 4倍，其原因可能为①糖尿病病人常需注射胰岛素和监测血糖，增加了受染病毒的机会。②糖尿病病人对病毒的易感性增强。有研究显示，血糖控制不好的糖尿病可促进慢性病毒性肝炎发生肝硬化和肝癌，糖尿病病人原发性肝癌的发生率约为正常人的4倍。

4. 其他：包括口服降糖药引起的肝脏损害，继发于胆道感染的肝脏损害以及糖尿病发生的非特异性肝酶异常。

何为肝源性糖尿病？

多种常见的慢性肝病亦对血糖产生影响，肝硬化患者常并发葡萄糖耐量异常甚至显性糖尿病。这种继发于慢性肝实质损害而发生的糖尿病称为肝源性糖尿病。肝源性糖尿病的临床表现类似于 2 型糖尿病，但典型的多饮、多食、多尿症状因受肝病的影响常不明显，酮症酸中毒、周围神经病变、微血管病变等并发症极少见。

现已肯定 60% ~ 80% 的肝硬化病人有糖耐量的降低，口服或静脉标准糖负荷后血糖浓度明显增高，其中 10% ~ 30% 病人可有空腹高血糖成为临床糖尿病。肝源性糖尿病患者糖代谢紊乱的有无及其程度与肝损伤程度相对应，但即使在未发生肝硬化的病毒性肝炎、酒精性肝病等患者中，糖尿病的发生率亦较高，其中慢性丙型肝炎与糖尿病的关系最为密切。

肝硬化伴糖尿病者的长期生存率远低于不伴糖尿病者，主要死因为肝功能衰竭而非糖尿病的并发症。纠正糖耐量损害，阻断患者进入糖尿病代谢状态可改善患者的预后。

怎样区分肝源性糖尿病与糖尿病肝病?

尽管肝源性糖尿病与糖尿病肝病临床表现相似，但是根据其肝病和糖尿病发病的先后顺序及其病情侧重，通常不难做出鉴别诊断。

肝源性糖尿病总是出现在肝脏疾病之后或与肝病同时发生，肝病史通常早于糖尿病史 5 年以上，且无糖尿病家族史；空腹血糖一般处于正常值上限的轻度偏高水平，罕见超过 11.2 毫摩尔 / 升；糖尿病症状一般较轻，罕见微血管病变及酮症酸中毒等糖尿病合并症；限制糖的摄入，口服降糖药物可改善糖代谢紊乱，很少需要胰岛素治疗。

就肝病性质而言，肝源性糖尿病多为肝硬化或慢性丙型肝炎、酒精性肝炎患者，而糖尿病肝病通常发生于糖尿病之后，主要表现为肝酶异常、肝肿大及脂肪肝，很少发生肝硬化和肝癌。

如何预防糖尿病性肝损伤？

通过改变生活方式、合理应用口服降血糖药物和（或）胰岛素，平稳地控制血糖和糖化血红蛋白水平，可避免糖尿病患者发生糖原累积性肝肿大和脂肪肝。

对于经常使用胰岛素的糖尿病患者，及时接种乙肝疫苗、加强消毒隔离措施并使用一次性注射器，可减少病毒性肝炎的感染机会。

糖尿病合并肝肾功能不全者，应慎用氯磺丙脲、二甲双胍等口服降糖药，以防肝脏损伤。糖尿病合并胆道疾病特别是有胆道手术史者，应适当使用消炎利胆药物，并保持肠道微生态平衡，必要时加用抗生素，以防胆源性肝损伤及肝脓肿的发生。

如何治疗糖尿病性脂肪肝？

鉴于糖尿病性脂肪肝患者通常合并体重超重和内脏性肥胖，应通过节制饮食、增加运动，甚至短期使用减肥药物，有效控制体重和减少腰围。

降低血糖优先选择二甲双胍、罗格列酮、阿卡波糖等可改善胰岛素抵抗的药物，原则上不用有可能增加体重的磺脲类药物，并从严掌握胰岛素的使用指征。

已有肝功能损害者同时加用水飞蓟素、维生素 E、必需磷脂等保肝药物，促进肝病康复，原则上不用联苯双酯、垂盆草冲剂等降酶药物。

由于多数药物需要经过肝脏代谢，在脂肪性肝炎患者，如果转氨酶超过正常上限的 3 倍，对肝功能有影响的一些口服降糖药物，应该谨慎或避免使用，最好在肝功能恢复后，再用这些口服降糖药物。

如何治疗肝源性糖尿病？

肝源性糖尿病治疗目的是控制耗能和分解代谢的链锁反应，促进肝脏对胰岛素和糖自身稳定调节作用的恢复，改善肝代谢功能、延长患者寿命。

治疗措施包括治疗原有肝病，及时纠正低钾、感染及停用损害糖耐量的有关药物，戒酒并注意发现及治疗潜在的血色病、慢性胰腺炎以及其他引起营养不良的原因。饮食中鼓励进食含高植物纤维的天然食品，减少单糖和饱和脂肪酸的摄入，这有利于降低餐后血糖增高反应。适当活动可刺激葡萄糖利用并使胰岛素敏感性增加。补充锌、B族维生素等对肝病糖耐量损害者有帮助。慢性肝病患者需合理应用氨基酸制剂。血糖明显增高者可应用磺脲类口服降糖药，但应慎用氯磺丙脲。

糖尿病合并皮肤病变

——王宝玺教授与您谈

糖尿病合并皮肤病变是糖尿病最为常见的并发症之一。特点为病变范围广，种类多，损害全身任何部位的皮肤，发生于糖尿病的各个时期。国外有报道，约30%的糖尿病患者合并有皮肤损害。皮肤病变可加重糖尿病的病情，导致十分严重的后果。北京协和医院皮肤科教授王宝玺提请广大糖尿病患者注意：积极控制糖尿病，降低皮肤病变的发生率，对提高糖尿病患者的生存质量有着非常重要的意义。

糖尿病患者为什么容易出现皮肤病变？

皮肤是人体最大的器官，完整健康的皮肤对于维护整个机体的健康非常重要。它处于身体的最外层，直接接触外界环境，因此它的首要的功能是保护内脏器官处在稳定的环境中正常运转，不受外界有害物质的侵犯。当然，皮肤是机体的一部分，它还积极参加机体的代谢、免疫、体温调节、感觉等重要生命过程。

糖尿病是一种因胰岛素绝对或相对不足引起机体糖、脂肪、蛋白质代谢障碍的系统性疾病。皮肤作为机体代谢的重要器官，参与并依赖机体的全部代谢过程。研究发现，葡萄糖进入表皮细胞并不依赖胰岛素，但是胰岛素能够影响皮肤组织对糖的利用。患有糖尿病的患者其皮肤组织中糖含量明显增多，使细胞外液中糖浓度显著增高，还有研究发现，糖尿病患者每克皮肤组织中葡萄糖量高于每毫升血液中糖含量，因此胰岛素也参与调节皮肤中糖的分布。糖尿病患者皮肤中存在大量的葡萄糖，影响了皮肤的正常功能，因此产生了各种各样的皮肤疾病。

糖尿病患者容易并发哪些皮肤病？

我们将糖尿病患者发生的皮肤病统称为"糖尿病性皮肤病"，包括许多种疾病，根据这些疾病的特点，我们把它们分为三大类：一类是由于糖尿病患者体内产生的异常中间代谢产物引起的皮肤病，如皮肤感染、皮肤瘙痒、皮肤黄瘤等，这些疾病的发生和糖尿病产生的高糖血症以及高脂血症有直接关系，当糖尿病得到控制后这些病变随之缓解。

第二类与糖尿病的慢性退行性变有关，如糖尿病性皮病、红斑与坏死、糖尿病性皮肤大疱、硬化性水肿、糖尿病性神经疾病等，这类疾病的发病机制为糖尿病引起微小血管病变，造成皮肤血供减少，以及伴同血管疾病的真皮结缔组织受损和其他附属器受损。这类疾病的发生过程很缓慢，但是治疗起来也很困难。

第三类是伴发于糖尿病但与代谢障碍或退行性病无关的皮肤病，如糖尿病性类脂渐进性坏死、环状肉芽肿、白癜风等，这些疾病在患有糖尿病的人中更加常见，但是它们与糖尿病发病机制之间的关系至今仍然不完全清楚，因此对它们的治疗和糖尿病无关。

糖尿病患者容易发生哪些皮肤感染?

糖尿病患者发生皮肤感染非常常见，甚至有不少患者是在医院看皮肤感染时被查出患有糖尿病的。发生皮肤感染的因素很复杂，糖尿病患者中更容易发生皮肤感染，这与他们身体内各组织中长期维持高浓度的葡萄糖以及代谢产物，使得白细胞数目下降、趋化性减弱及吞噬与杀灭病原体能力减弱有关。引起皮肤感染的病原体种类很多，包括真菌、细菌、病毒等。有资料表明，20% 以上的糖尿病患者是由于患有细菌感染引起的化脓性皮肤病而得以诊断，此外，从活动性糖尿病患者的鼻前庭分离出金黄色葡萄球菌的几率明显高于非糖尿病患者或病情得到控制的糖尿病患者。受感染的患者在皮肤上发生疖、痈、麦粒肿、多发且病情顽固的毛囊炎等，较严重者由于细菌进入皮肤深层组织而发生球菌性脓皮病、丹毒、蜂窝织炎，这类患者若糖尿病病情不能得到良好控制，感染则很难治愈。若在发生肢端血管炎症或神经损害处继发感染则很危险。

糖尿病患者为何容易患"癣"，如何治疗和预防?

糖尿病患者容易发生皮肤真菌感染是一个公认的事实。北京协和医院曾经在 1983 分析了 504 例糖尿病患者的临床表现，结果发现其中 289 人患有皮肤真菌感染，占糖尿病患者的 57.3%，居糖尿病引起皮肤病各种疾病的首位，而且显著高于正常人的发病率。患者可以发生足癣、甲癣、手癣、外阴念珠菌病、体癣与花斑癣，病情顽固、皮损广泛，治愈后容易复发。引起感染最常见的真菌是红色毛癣菌。皮肤真菌病的发生原因与糖尿病患者皮肤免疫力低下有关，这就是为什么有经验的医生常常要求患有顽固性毛囊炎、体股癣的患者做血尿常规和肝肾功能化验检查的主要理由之一。

治疗皮肤感染的同时需要积极控制糖尿病，只有在糖尿病得到良好控制之后，继发的皮肤感染才容易被控制且不容易复发。治疗皮肤感染时需要选择敏感的抗生素，细菌感染时还需要根据病灶部位细菌培养结果选择敏感的抗生素。治疗糖尿病患者合并面积广泛的皮肤癣菌病和甲真菌病时除了外用抗真菌药物之外经常需要口服抗真菌药物，如依曲康唑、特比萘芬、氟康唑等。患者需要经常清洗皮肤、保持皮肤清洁、卫生，这也是预防皮肤感染的重要措施。同时，由于糖尿病患者皮肤容易发生感染，一旦遇到昆虫叮咬、皮肤瘙痒时切不可搔抓或挤压，以免细菌乘虚而入引起感染。

糖尿病患者为什么容易发生皮肤瘙痒，如何防治？

皮肤瘙痒常常是糖尿病的起病症状之一，可以是全身泛发性瘙痒，也可以是局限性瘙痒，后者尤其多发生在外阴部位。在统计的 504 例糖尿病患者中皮肤瘙痒症发生率仅次于皮肤真菌感染，占 37.7%。

皮肤瘙痒最常发生的部位是患者的腰背部和下肢，经常表现为顽固持久的瘙痒和皮肤干燥，由于搔抓引起皮肤抓痕、结痂和脱屑等，严重者还可以在抓破部位发生皮肤感染。因此，医生经常要求患有皮肤瘙痒而原因不明确的患者做血尿常规和肝肾功能检查，帮助查找原因。如果明确了皮肤瘙痒是由糖尿病引起的，治疗的关键在于控制原发病，一般情况下糖尿病得到良好控制后皮肤瘙痒症状会随之缓解。此外，由于患者经常出现皮肤干燥，需要经常使用具有润肤作用的护肤品，同时在瘙痒的局部外用具有止痒作用的乳膏以减轻症状，必要时可以在临睡前服用一些具有镇静作用的经典抗组胺药物（如扑尔敏等）减轻瘙痒、促进睡眠。患有皮肤瘙痒的患者特别需要注意尽可能做到不要搔抓患处，不使用浓盐水、辣椒水、热水等烫洗患处止痒，否则会使皮肤炎症加重而引起更加剧烈的瘙痒，也有可能损伤皮肤引起继发细菌感染。

什么是糖尿病性皮病，有何危害？

糖尿病皮病与糖尿病引起的皮肤慢性退行性变有关，它的发病机制可能是因为糖尿病引起了包括皮肤在内的微小血管病变，皮肤血供减少，使得皮肤和皮下结缔组织以及其他附属器受损所致，是一种进展非常缓慢、隐匿的皮肤病。表现为患者的下肢胫前、大腿前或其他部位皮肤出现圆形萎缩性斑片，颜色暗褐，表面有大量鳞屑，持续多年后形成色素沉着斑或萎缩性疤瘢，周围又有新发皮损不断出现。个别患者的皮肤损害还可以出现小腿、足背的皮肤红斑、坏死破溃，甚至在手足指趾易受损伤的部位形成大疱。如果这些糖尿病患者合并神经病变，有可能发生大范围皮肤破溃而无疼痛感觉。

糖尿病患者出现这些皮肤损害常常提示患者可能同时合并其他脏器的微小血管病变，如视网膜病变、肾脏与神经病变等。因此，长期患有糖尿病的患者需要接受规律的治疗，防治小血管损伤引起器官不可逆损伤。

什么是糖尿病性类脂渐进性坏死？

皮肤类脂渐进性坏死患者中三分之一至四分之一患有糖尿病，更多见于女性患者。因此，一旦诊断本病，即需要定期化验检查是否患有糖尿病。皮肤类脂渐进性坏死与糖尿病之间的关系尚不明确，可以发生于糖尿病之前、期间或之后，但是皮肤损害的严重程度或是否发病与糖尿病的病程或严重程度却无关。

本病好发生在小腿前、外侧皮肤，也可以发生在上肢和躯干。皮损多表现为暗红色的斑块，与正常皮肤的境界很清楚。这种皮损一般不痛不痒，只有在发生破溃之后感觉疼痛。如果发生在头皮可引起头皮萎缩和秃发。

本病的治疗如同糖尿病合并的其他皮肤病一样，主要在于检查与治疗糖尿病。但是各种治疗糖尿病的办法对皮肤损害并无多大帮助，特别需要保护皮肤防止发生破溃。一旦形成顽固性溃疡和坏死可以考虑手术切除坏死组织并植皮。

糖尿病合并骨质疏松
——廖二元教授与您谈

糖尿病尤其是老年糖尿病患者容易发生骨折。许多骨折患者住院诊治时，被发现血糖很高，进一步检查则证实，患者患有糖尿病已多年了。著名内分泌学教授廖二元破解糖尿病患者容易骨折之谜：都是骨质疏松惹的祸！糖尿病容易引起骨质疏松，老年糖尿病病人的早期症状不典型，多以并发症为首发症状，糖尿病性骨质疏松便是其中之一。

糖尿病与骨质疏松有哪些关系？

有密切关系，可以说骨质疏松常是 1 型糖尿病和老年糖尿病的影子。

糖尿病人出现的骨质疏松症属于继发性骨质疏松。据报道，约有二分之一至三分之二的糖尿病人伴有骨密度减低，其中有近三分之一的患者可诊断为骨质疏松。所以说骨质疏松症也是糖尿病的并发症之一。

糖尿病人为什么易患骨质疏松呢?

糖尿病的患病率随年龄增长而增多,大多数在中老年人中发生。糖尿病是由于人体胰腺分泌的胰岛素不足或胰岛素功能缺陷(胰岛素抵抗)而引起的一种全身性代谢性疾病。代谢异常和内环境紊乱导致了骨质疏松。

机体持续处于高血糖状态时,钙磷代谢的平衡失调率几乎是百分之百。当大量葡萄糖从尿中排出,渗透性利尿的同时也将大量的钙磷镁排出体外而造成丢失过多。出现的低钙、低镁状态又刺激甲状旁腺素分泌增多,使溶骨作用增强。

成骨细胞表面有胰岛素的受体,胰岛素对成骨细胞的正常生理功能有调节作用。糖尿病时胰岛素的绝对或相对缺乏使得成骨作用减弱。长期的糖尿病引起肾功能损害时,肾组织中的 1α - 羟化酶活性会明显降低,使体内的维生素 D 不能充分活化。因为缺少具有生物活性的维生素 D,肠道内钙的吸收就减少。

相当多的糖尿病人并发性腺功能减退,性激素的缺乏本身又会促进和加重骨质疏松。

同时,血浆与细胞外液的无机磷亦是骨矿形成和吸收的决定因素,其主要作用是促进骨基质的合成和骨矿沉积。糖尿病时胰岛素的缺乏导致肾小管对磷重吸收减少,尿磷增高,血磷降低,引起骨吸收加速,发生骨质疏松症。

糖尿病患者同时还伴有镁、锰、铜和硒等物质的代谢紊乱,而它们都是影响骨矿含量的重要因子及辅助因子。因此,糖尿病患者易并发骨病变——骨质疏松症。

糖尿病患者出现骨质疏松时有哪些临床表现?

糖尿病患者出现骨质疏松时,腰、背、髋部感到疼痛,或持续性肌肉钝痛。骨质疏松程度严重者易发生骨折,可发生脊椎明显的压缩性骨折,之后出现驼背畸形,身高缩短,肋缘和髂脊的距离缩小。继发性甲状旁腺功能亢进时,患者身高缩短;伴有维生素 D 缺乏时,出现 O 形或 X 形腿、鸡胸等畸形,提示还伴有骨质软化症。此外,糖尿病患者骨折后长期卧床还易产生其他并发症,手术治疗的伤口及骨折愈合也较正常人慢。

怎样诊断糖尿病性骨质疏松?

1. 实验室检查:高尿钙(24 小时尿钙 > 250 毫克)、高尿镁、高尿磷及低血镁,血磷低或正常,血钙往往正常。碱性磷酸酶升高,意味着骨转换率也相应升高。尿羟脯氨酸排出增加。

2. X 线摄片:当骨的矿物质丢失 30% ~ 50% 以上,X 线片才能显示相应的改变,故此方法适用于骨量丢失及骨质疏松的中、晚期诊断。

3. 骨密度测定:近 20 年来,骨密度测定技术有了很大的发展。骨密度测定方法包括单光子骨密度仪、双光子骨密度仪、CT 定量骨密度检查(QCT)及双能 X 线骨密度吸收仪。

防治糖尿病性骨质疏松的关键是什么?

糖尿病性骨质疏松的防治关键是严格控制糖尿病病情。这一点对于已发生骨质疏松症的病人来说尤为重要。一切单纯针对骨质疏松而无视糖代谢控制水平的治疗方法,都将以失败而告终。只有在全面控制糖尿病的基础之上,结合病人具体的骨质改变情况，采取适当的综合性防治措施，才能取得较为理想的治疗效果。糖代谢控制的原则是在不发生低血糖的前提之下，尽可能地使病人的血糖接近或达到正常水平（空腹血糖 ≤ 6.1 毫摩尔 / 升，餐后 2 小时血糖 ≤ 7.8 毫摩尔 / 升，糖化血红蛋白 ≤ 6.5%）。

有鉴于胰岛素在骨代谢过程中的重要作用，因此建议在病人的降糖药物选择方面尽可能地采用胰岛素治疗。

此外，对病人的血脂和血压也应进行较为严格的控制，以减少或延缓各种慢性并发症的发生与发展。

糖尿病的饮食控制与运动锻炼对于防治病人的骨质丢失同样具有重要的临床意义。对于那些暂无骨质疏松的患者，严格的糖尿病病情控制可预防骨量丢失以及可能发生的骨质疏松症。

如何对糖尿病性骨质疏松患者进行药物治疗？

噻唑烷二酮类药物是 PPAR γ 受体的激动剂，可以改善周围组织对胰岛素的敏感性，故又称为胰岛素增敏剂。可通过改善糖代谢和降低骨代谢的转换率这两条途径来维持糖尿病病人的骨密度情况。

在严格控制血糖、血压、血脂和血黏度的基础上，还可以应用下列药物对症治疗：

1. 维生素 D 及钙剂：糖尿病常因各种原因造成维生素 D 的缺乏，应给予活性维生素 D。

并发糖尿病肾病时，因维生素 D 的 1α – 羟化障碍，使 $1,25-(OH)_2D_3$ 合成减少，可予 $1-(OH)D_3$ 或 $1,25-(OH)_2D_3$ 以增加肠道钙的吸收，减少尿钙及磷的排泄。

活性维生素 D 一方面可促进肠钙、肠磷的吸收，抑制 PTH 分泌，减少骨吸收；另一方面可直接刺激成骨细胞，促进骨钙素合成，从而有利新骨形成。在应用维生素 D 的同时应补钙。

目前市场有供应的钙剂品种很多，可根据具体情况选择所需的钙剂。除了补充钙剂，应大力提倡饮食补钙，尤其奶制品含钙量高，每200毫升鲜牛奶含钙250毫克，小肠对食物中钙吸收良好。

2. 降钙素：降钙素是甲状腺 C 细胞分泌的一种多肽蛋白质，可抑制破骨细胞，拮抗甲状旁腺激素，从而减少骨吸收。降钙素对骨吸收所致的骨痛有明显的疗效，已广泛用于治疗骨质疏松。降钙素注射剂费用较贵，长期应用，经济上难以承受，而且少数患者可出现面部潮红、恶心、呕吐。而降钙素鼻喷剂弥补了上述缺陷，不仅使用方便，而且消除了一些不良反应，应用日益普遍。有一组实验发现应用小剂量降钙素鼻喷剂，每日 50 单位，每周 5 次，同时加元素钙每日 500 毫克，每周 5 次，2 年后发现对照组仅用元素钙者骨密度有明显下降，说明降钙素鼻喷剂有明显保护骨量、防止骨丢失作用。

3. 双膦酸盐：双膦酸盐具有强抑制破骨细胞再吸收的作用。药物服用后，20% ~ 50% 被骨骼吸收，其余由尿中排出，在骨中半衰期很长。患者对双膦酸盐有非常好的耐受性，相比之下不良反应很小，每一种化合物依所用不同而有差异。

羟乙膦酸钠（etidronate）、骨膦（ciodronate）和帕米膦酸钠（pamidronate）已用于治疗肿瘤诱导的骨疾病。通过抑制骨吸收；可以纠正高钙血症和高钙尿症，减少疼痛、骨折发生率及新骨质溶解的损害。

4. 噻嗪类药物：由于该类药物有减少尿钙排泄作用，所以当糖尿病性骨质疏松出现高尿钙时，可试用本药。但对伴有痛风者要慎用。

5. 其他疗法：必要时应用选择性雌激素如雷洛昔芬、氟化物等制剂，提高防治效果。机械应力可以增强骨的密度和强度，相反，废用则引起骨的萎缩。故应强调适当的体育锻炼，加强营养。

糖尿病合并感染

——左静南教授与您谈

糖尿病患者在饮食、运动、药物或胰岛素治疗后，血糖一般均能得到良好的控制，既延缓了慢性并发症的发生，又能具有与正常人同样的生活质量。但是，由于机体对病原体的防御能力减弱，易发生局部组织、器官或全身性的感染。若不能得到及时和有效医治，感染可能加重或蔓延，轻者激发血糖增高且难以控制，重者诱发酮症酸中毒或高渗性昏迷。在年老或体弱的糖尿病患者可以发生感染性休克，常会危及生命。因此，感染已成为糖尿病患者的一个重要的死亡原因。左静南教授提醒广大糖尿病病友，不能不提高警惕！

为什么糖尿病患者容易发生感染？

病原体侵入人体后是否会发病主要取决于病原体本身的致病力和机体的防御能力。患糖尿病以后，机体的防御功能减弱，细菌、病毒容易乘虚而入，即使平时不易致病的细菌此时也会引起感染。糖尿病患者存在蛋白质代谢异常，体内蛋白质的合成减少，造成某些具有重要防御功能的物质如免疫球蛋白、抗体、补体以及维持各种正常生理功能的酶等的缺失及活性减低，使机体对外界的防御能力明显下降。尤其是代谢控制不理想的病人，平时血糖较高，机体长期处于高血糖的环境中，有利于细菌的生长和繁殖。糖尿病的血管病变可引起局部血液循环障碍，使机体对感染的应答反应减弱，被称为"防御卫士"的白细胞的动员和杀伤力受到影响，在组织缺氧的情况下容易发生厌氧菌的生长，严重时可导致组织坏死。此外，糖尿病的神经病变如神经性膀胱炎使排尿功能障碍引起尿潴留，也有利于细菌繁殖，极易引起细菌沿尿路上行至肾导致复发性肾盂肾炎。

哪些是糖尿病患者常见的感染?

凡是发生于人体的各种感染都能见于糖尿病患者，以呼吸系统、泌尿道以及皮肤和软组织的感染最多见，呼吸系统的感染常见有急慢性支气管炎、肺炎、肺结核和肺脓肿。泌尿道感染常见为膀胱炎和急、慢性肾盂肾炎，也有肾脏或肾周围脓肿。皮肤和软组织的感染常见有单个或多发性脓肿，蜂窝织炎和糖尿病足感染。消化系统感染中以胆囊炎、胆管感染和肝脓肿多见。神经系统感染发生率较低，但常较严重，有化脓性脑膜炎、结核性脑膜炎和脑脓肿等。眼、耳、鼻、喉及口腔的各种感染也均可见于糖尿病患者。以上各种感染若不及早发现和积极治疗，会逐渐加重，进展为全身性的感染，严重者可引起败血症或发生感染性休克，此时常有生命危险。因此，糖尿病患者决不能忽视机体任何部位的感染。

糖尿病患者常见的肺部感染有何表现?

肺炎的致病菌常见有肺炎球菌、链球菌和金黄色葡萄球菌等，也常可合并真菌感染。一般认为，糖尿病患者合并肺炎时病情常较非糖尿病患者严重，尤其是年老体弱者很容易发生感染性休克。典型的肺炎病人可有发热、胸痛、咳嗽和咯痰等症状，但老年糖尿病患者有时症状不明显，肺部 X 线表现也不典型，病程常迁延不愈，甚至并发肺组织坏死，形成肺脓肿。严重者，病变广泛或伴有其他并发症时可表现呼吸困难、发绀、出现休克或成人呼吸窘迫综合征，容易导致死亡。少数老年患者于冬春季节也可由肺炎继发脑膜炎，此时可伴有败血症，死亡率较高。提醒糖尿病患者出现咳嗽、咯痰时，应及早诊治，若咳嗽不止，发热不退，脓痰增多并有臭味时必需进行胸部 X 线检查和痰液培养，才能正确诊断和有效治疗。

糖尿病患者另一种肺部感染性疾病是肺结核，较非糖尿病患者多 2 ~ 4 倍，多见于消瘦和营养不良者，近年来，60 岁以上的老年人结核病发生率逐年上升，糖尿病者更显著。尤其是营养状况较差、血糖控制比较差者容易发生活动性肺结核，甚至出现空洞。有些病人仅有轻度乏力和干咳不会引起重视，即使看了医生，也不一定做胸部摄片，常容易漏诊。在此提醒广大糖尿病患者，若有乏力、低热、干咳和盗汗等症状时应及时做胸部 X 线检查和痰液检查，及早诊断和抗痨治疗。结核病也可发生在肠腔和腹膜部位引起肠结核和结核性腹膜炎，如果出现腹痛、低热、腹泻和便秘交替等症状时也应重视。若出现颈部肿块也需排除淋巴结核。

糖尿病患者尿路感染有何表现？

糖尿病患者中尿路感染的发生率仅次于呼吸系统。由于女性的尿道较短和妊娠等因素的影响，诱发感染的机会较男性为多。当绝经期后尿道黏膜出现退行性变，局部防御功能随之下降，尿路感染的发生率也明显增高。致病菌大多为大肠杆菌，其次为变形杆菌，也有厌氧菌。患有足癣、甲癣的患者由于毛巾和脸盆的污染可引起尿路的真菌感染。急性膀胱炎时出现尿急、尿频、尿痛和小腹部胀痛不适，甚至血尿，尿检有较多的红、白细胞。若反复感染，细菌向输尿管移行至肾盂，出现发热，单侧腰区胀痛，进展为肾盂肾炎，尿液中出现大量白细胞，甚至脓细胞，尿培养大量细菌生长。也有无症状性细菌尿。慢性肾盂肾炎反复发作可损害肾组织，最终引起尿毒症危及生命。少数血糖控制不好的患者容易反复感染，严重者可造成尿路结构异常，排尿不畅，细菌快速生长繁殖，形成肾盂积脓，有时还需警惕肾脏脓肿或肾周围脓肿。脓肿性肾盂肾炎较少见，易累及左肾，常可伴有菌血症，多为突然发热起病，病情严重，有时需切除病肾挽救生命。最严重的是长期血糖控制较差者出现高热、肉眼血尿、单侧腰痛、败血症、肾功能进行性下降出现氮质血症，称坏死性肾乳头炎，当坏死的肾组织脱落后可阻塞尿路引起肾绞痛。此症病情危重，死亡率高。在此提醒大家，注意多饮水，保持尿路畅通，并重视定期做尿液检查以及早发现无症状的泌尿道感染。已存在尿路感染的患者尤其是慢性肾盂肾炎，应在医生指导下做抗生素的正规治疗，直至停药后尿液培养也无细菌生长。

糖尿病患者肝脏和胆道为什么容易感染？

肝脏和胆囊是人体消化系统的两个重要脏器。2 型糖尿病患者尤其是体型肥胖的，胆囊炎的发生率较高，这是由于糖尿病患者常合并排空迟缓，产生瘀滞和黏稠，致使胆囊内的压力升高造成胆囊壁黏膜损伤而容易继发感染。血糖控制差的病人还可能发生胆囊积脓、坏死和穿孔。除胆囊炎外，糖尿病患者胆汁瘀滞后易引起结石。胆管炎也常有发生。脓肿性胆囊炎罕见，但严重常引起胆囊穿孔及坏疽，病死率较高。

一个糖尿病患者出现发热，右上腹痛除考虑胆道感染外还需注意肝脓肿，腹部 B 超或 CT 检查可发现肝脏内有液性腔形成。肝脓肿的发生常由胆道感染、阑尾炎、十二指肠憩室炎或腹外病灶引起菌血症后，细菌随血液播散至肝脏而形成。严重时可引起感染性休克，若早期诊断，抗生素积极治疗，能较快痊愈，但部分病例起病隐匿，容易漏诊。若病程较长，脓肿较大，药物治疗又不能控制症状时常需做手术穿刺或切开排脓。

为什么要警惕皮肤和软组织感染？

糖尿病患者常由于合并周围神经病变引起触觉和痛觉减退，

容易发生皮肤操作性损伤。当皮肤破损后又不容易被发现，愈合缓慢，故容易发生多种皮肤及软组织的感染。较常见的有毛囊炎、疖、痈、丹毒及其他部位的蜂窝织炎等。病变涉及范围常很广泛，且容易反复发作，即使治愈后，局部仍会遗留瘢痕或色素沉着。若不积极控制血糖，病灶会很快扩散，并向深部蔓延，一旦溃破即造成较大的溃疡面，经久难愈。在糖尿病患者中颈、背、臀部像碗口大的感染伤口也时有见到，严重时可引起败血症。若感染病灶在足部，由于同时伴有糖尿病的血管和神经病变，可迅速发展形成组织坏死，侵入骨骼导致骨髓炎，常需截肢以挽救生命。严重的皮肤和软组织感染也可诱发酮症酸中毒或感染性休克。在此提醒糖尿病患者需保持皮肤清洁，经常检查暴露部位的皮肤，若有破损，需立即处理，否则有可能酿成大祸。

糖尿病患者还要注意哪些特殊感染？

糖尿病病人体内可发生多种复杂的变化，细胞膜的结构受损，蛋白质代谢异常，故有些在非糖尿病人群中不出现的感染也可在糖尿病患者中见到。恶性外耳道炎常见于高龄糖尿病患者，双耳均可累及，细菌可通过血流传播引起软骨和软组织坏死，并扩散到颅底，造成颅神经病变。临床表现为耳部的慢性感染，局部疼痛、脓性分泌物、耳廓肿胀、外耳道出现颗粒状或息肉状结构，严重时可发展为脑膜炎、脑脓肿，病死率高达50%以上。另一种是鼻腔毛霉菌病，是真菌引起的鼻和鼻窦的严重感染。此病很少发生在正常人，发生此病者几乎均为血糖未获得良好控制的糖尿病患者。感染先由鼻部开始，迅速蔓延到眼眶及中枢神经系统，侵入动脉可形成血栓。临床表现为眼和面部肿胀、疼痛、发热、头痛、嗜睡、视物模糊、鼻出血，局部皮肤可发生坏疽引起鼻中隔穿孔。严重者从眼眶向脑部迅速扩展，可引起局部组织化脓坏死、血管阻塞，并发生惊厥、昏迷甚至致死。

糖尿病患者为什么应重视足的护理?

糖尿病足是由血管闭塞缺血、神经病变和感染等综合因素引起。糖尿病足部的感染可以导致湿性坏疽和截肢，甚至致死。细菌侵入皮肤表面的水疱或皲裂处即可在局部出现红、肿、痛，极容易产生蜂窝织炎或骨膜炎，病变加重会形成脓肿。小血管病变产生血管缺血、闭塞，导致溃疡、组织坏死和坏疽。因足坏疽而行下肢截肢的患者中常在数年后另一下肢也会出现坏疽病变。因此糖尿病病人应重视足的护理，预防皮肤损伤和感染。通常可在沐浴后涂护肤品，防止皮肤干燥引起皲裂，尤其是足跟周围。注意足的保暖，平时常保持足趾间干燥，不穿过紧的鞋和袜。尽可能在夏季不穿凉鞋以免误伤。不用过热的水泡脚。热水袋不直接触及皮肤，以免烫伤。勤剪指甲以避免甲沟感染。请有经验者及时修剪鸡眼或胼胝。老年人以及有周围神经病变者皮肤感觉不敏感，更应重视足的护理。

糖尿病是一种终身性疾病，要想保持身体健康，提高生活质量，除注意饮食调节外，适当运动，尤其是户外锻炼能增强机体对各种病原体的防御能力。一旦出现临床不适症状和体征，应该及时去医院检查，明确感染部位，积极治疗，决不能拖延致小病发展为大病，诱发糖尿病的急性代谢紊乱或感染性休克，危及生命。

糖尿病合并肺结核

——邓伟吾教授与您谈

近年来糖尿病和肺结核患病率均不断增高。糖尿病和肺结核之间相互有不良影响，糖尿病患者对肺结核的临床诊断容易造成延误，因为症状表现不典型；对肺结核的治疗也有一定困难，要同时控制糖尿病和治疗肺结核，而且抗结核药物不良反应发生机会较多。邓伟吾教授提请糖尿病患者关注肺结核的防治。

糖尿病合并肺结核的发病情况如何?

自 20 世纪 80 年代中期以来各国结核病疫情呈回升趋势,1989 ~ 1991 年全球结核病登记例数比 1984 ~ 1986 年增加 28.7%,估计全球约有 17 亿人曾受结核分枝杆菌感染(简称结核菌),感染的人群中,5% 可能在近期内发生结核病,其余 95% 受感染者中约有 5% ~ 8% 在以后数年到数十年中,会因抵抗力减低而发病。我国活动性肺结核发病率为 367/10 万人口,估计有 5.5 亿人曾受结核菌感染,是全球 22 个结核病高负担国家之一。鉴于糖尿病患者亦迅速增多,尤其是 2 型糖尿病,成为常见的非感染性疾病。因此糖尿病合并肺结核的问题应当引起关注。据上海交通大学医学院附属瑞金医院肺科统计,自 1960 ~ 1980 年因肺结核住院者共 2 026 例,其中糖尿病合并肺结核 90 例(4.4%),而 1985 ~ 1996 年肺结核住院者共 715 例,其中糖尿病合并肺结核 76 例(10.6%)。可见糖尿病合并肺结核,需住院治疗的患者明显增多。

糖尿病与肺结核如何相互影响?

糖尿病患者容易并发肺结核,其患病率可高达 3% ~ 10%。因为糖尿病患者体内糖、蛋白质和脂肪代谢紊乱,造成营养不良,身体抵抗力降低,尤其影响细胞免疫功能,因此容易受结核菌感染,并进一步发展成为活动性肺结核。又因为细胞免疫功能减弱,因此肺结核的发生和发展过程往往表现为急性起病,且病情更严重,而且导致病情迁延和治疗效果差。另一方面肺结核病作为一种长期慢性全身消耗性疾病,对全身的营养状态有很大影响,并可能影响胰腺内分泌功能,加重糖代谢紊乱。因此糖尿病患者并发活动性肺结核时，往往表现为出现血糖值波动，糖尿病不易控制。

肺结核病到底是怎样的疾病，怎样诊断?

肺结核病是由结核分枝杆菌引起的慢性呼吸道传染性疾病。肺结核病往往呈慢性发展过程，病变早期可没有明显症状，或仅仅为神疲、乏力、食欲减低，盗汗和午后低热等全身不适症状，女士或可出现月经失调。如有这些早期症状可能不会引起重视，尤其是已患有糖尿病，可能将这些病状归因于糖尿病，而忽视进一步检查。肺结核的呼吸道症状包括咳嗽、咯血、胸部不适等多种表现。早期最常见的呼吸道症状是咳嗽，由轻微干咳而逐步发展，咳嗽加剧，并出现黏痰或黏液脓性痰。病情较重或有空洞形成时，可以发生不同程度的咯血，由少量痰带血丝到大口咯血。如果病变范围广泛，则可发生胸闷、气促和呼吸困难。如果有慢性咳嗽持续不愈达 2 周以上，以及伴有低热、乏力等全身症状，建议及时就诊请医生进一步做检查，包括胸部 X 线检查和痰液结核菌检查。如果痰液结核菌检查结果阳性（发现结核菌），就可以明确诊断为肺结核病。但是如果经过痰液检查，包括 3 次涂片和 1 次培养检查，结果均为阴性（没有发现结核菌），对于肺结核的诊断需要参照下述标准：①典型的肺结核临床症状和胸部 X 线表现。②抗结核药物治疗有效。③临床可排除其他非结核性肺部疾病。④结核菌素试验强阳性（纯蛋白衍化物 PPD，5TU），血清抗结核抗体阳性。⑤痰结核菌 PCR+ 探针检测呈阳性。⑥肺外组织病理证实为结核病变。⑦支气管肺泡灌洗液检出抗酸杆菌。⑧支气管或肺组织病理证实结核病变。凡具备上述①~⑥项中 3 项，或⑦~⑧项中任 1 项，可诊断为肺结核病。

肺结核的诊断和治疗有一定的专科特殊性，为得到及早、正确诊断和有效治疗，如果出现前述的全身和呼吸道症状，建议前往结核病和呼吸专科就诊，以便查明病因，避免误诊误治。

糖尿病合并肺结核时，有哪些不典型的临床表现？

　　糖尿病合并肺结核病时，除典型的肺结核症状外，有时肺结核的全身临床症状表现可能与糖尿病的表现相混淆。此外肺结核病的发生发展因受糖尿病的影响，肺结核的临床表现与不合并糖尿病的肺结核临床症状，亦可能不尽相同。

　　糖尿病合并肺结核时，下述两种情况应当引起注意。

　　1.类似急性肺炎、肺脓肿：肺结核病呈急性起病，而且病情演变迅速。早期常表现突然畏寒、高热、咳嗽、咯痰、外周血白细胞计数轻度增加，胸部 X 线检查可见肺部大片炎症阴影，因此往往被诊断为"急性肺炎"而住院。但是经用各种抗生素治疗效果均不明显，体温持续不退，甚至继续升高，咳嗽咯痰加剧，出现多量黏液脓性痰，甚至痰带血丝或咯血。复查胸部 X 线片可见肺部病灶融合，并形成空洞，因此又被诊断为"肺脓肿"。其实这正是肺结核病灶从渗出性病变迅速发展成干酪坏死病理过程的相应临床表现，临床上亦称为"干酪性肺炎"。这种情况大多数发生于先患有糖尿病，然后并发肺结核，近期由于各种原因糖尿病控制不理想。糖尿病病情出现反复是糖尿病合并肺结核的最常见发病诱因。在此阶段肺结核病灶排出结核菌的机会较多，如果及时进行痰液结核菌检查，对确定肺结核的诊断有很大帮助。因此，如果患有糖尿病，最近出现发热、咳嗽等症状，尤其是按照急性细菌肺炎的诊断治疗效果不理想，应该警惕并发肺结核的可能性。应接受结核病或呼吸专科医师进一步检查，以便及早做出正确诊断和治疗。也减少因为持续排菌，导致结核病向周围传播。

　　2.肺结核久治不愈：肺结核病经过正确有效的抗结核药物治疗，临床症状通常会迅速消失，肺结核病情亦会逐渐好转。但有的结核病患者，虽然没有发热，咳嗽等症状，但肺结核病灶经过较长期治疗仍无好转，甚至病灶范围扩大，或者痰结核菌检查持续阳性，这种肺结核久治不愈的现象固然可能有多种原因，例如所选择的抗结核药物无效（结核菌对该药物发生耐药性），或者未能按照医师的建议规则服药等。但是还应当从体质因素找原因。应该警惕糖尿病合并肺结核的可能性。可能事先并不知道患有糖尿病。但是通过医师详细了解病情，并进行诊断糖尿病的各项化验检查，最终发现并确定了糖尿病的诊断。据瑞金医院总结资料，因肺结核久治不愈或病情恶化而住院治疗过程中发现肺结核病者约占糖尿病肺结核患者的1/3。

糖尿病合并肺结核的治疗原则和注意事项是什么？

糖尿病合并肺结核虽然结核病情可能较严重，但是如能及时诊断，有效控制糖尿病和正确使用抗结核药物治疗，两者同时并举，仍然可以取得很好的治疗效果，治愈率与一般无合并糖尿病的肺结核相同。肺结核的治疗原则是早期、联合、规律、全程和适量。医师会根据你的具体病情，选择合适的抗结核药物和安排治疗方案。肺结核是慢性病，通常要求6～8个月的药物治疗时间，以便彻底杀灭结核菌，防止复发。而对于糖尿病合并肺结核，则疗程可能适当延长。联合两种或两种以上抗拮核药物治疗，是避免在开始治疗时结核菌对某一种抗结核物有耐药性，而导致治疗失败的重要措施；亦可以防止在长程治疗过程中结核菌对抗痨药物产生耐药性。在治疗方案确定之后，贯彻执行规律和全程治疗的原则成为确保治疗有效，成功的重要保证。

有的病友在治疗开始阶段十分注意按时、按量服药，但经过1～2个月治疗之后，随着病情好转，各种不适感觉消失，自觉身体状况良好，另一方面又因工作和生活节奏紧张、繁忙，因此会逐渐出现不规律服药的现象，时常会忘记按时服药，甚或有时想起已有数次漏服药，因此一次多服几片作为补充。这种"三天打鱼、两天晒网"的态度，非但使治疗无效，而且有害。因为如果不按时服药，体内的药物就不能达到有效杀灭结核菌的浓度，而体内结核菌反而对药物产生耐药性，导致治疗失败。另一方面任意增加一次服药量，不会增加药物的杀菌作用，反而大大增加发生药物不良反应的机会。因此在肺结核长期治疗过程中，切忌"一曝十寒"的服药方法。此外有的病友在经过规则抗结核治疗 3～4 个月后，自感身体完全恢复，胸部 X 线检查肺部病灶明显吸收好转，痰结核菌检查亦多次转为阴性，自认为没有必要再继续服药，甚至顾虑长期用药可能增加药物不良反应的发生机会，因此过早自行停用抗结核药物。这种做法也十分不可取，因为肺结核病灶内存在大量结核菌，按其新陈代谢的特性可分为代谢旺盛菌、缓慢生长菌、休眠状态菌和已死亡菌等四组。初期积极药物治疗，固然可以将大部分代谢旺盛菌群予以杀灭，因此病情迅速好转，但是缓慢生长菌和休眠状态菌不易被杀灭，而长期潜伏在病灶内，只有较长期的药物治疗才能逐渐将其全部杀灭。若过早停药，病灶内会潜留较多未被杀灭的结核菌，为以后病情恶化和复发留下祸根，所谓"野火烧不尽，春风吹又生"。为避免长期治疗过程中出现上述不规则治疗现象，世界卫生组织对肺结核的治疗提出"直接督导治疗（DOTS）"的指导意见，即要求在医务人员直接面视下服用所有剂量的药物，以确保实施规律、联合、足量，不间断的全程治疗，减少耐药菌的发生，提高治愈率。

对糖尿病合并肺结核的患者，怎样抗结核治疗？

　　糖尿病合并肺结核的抗结核治疗方案与一般肺结核治疗方案相同，但可能需适当延长治疗时间，并更加注意药物不良反应的防治。抗结核治疗方案的选择分为"初治"和"复治"两大类。

　　"初治"指：①尚未开始抗结核治疗者。②在进行标准化疗未满疗程者。③不规则化疗未满 1 个月者。对此，有多种方案可供使用，例如采用链霉素（或乙氨丁醇）+ 异烟肼 + 利福平 + 吡嗪酰胺治疗 2 个月；然后改用异烟肼 + 利福平治疗 4 个月。总疗程为 6 个月，前 2 个月为强化治疗期，后 4 个月作为巩固治疗期。

"复治"指：①初治失败者。②规则用药满疗程后又复发。③不规则化疗超过 1 个月。④慢性排菌者。亦有多种方案可供选择，例如采用链霉素 + 异烟肼 + 利福平 + 吡嗪酰胺 + 乙氨丁醇治疗 2 个月；然后改用异烟肼 + 利福平 + 吡嗪酰胺 + 乙胺丁醇治疗 1 个月；最后使用异烟肼 + 利福平 + 乙胺丁醇治疗 5 个月，总疗程为 8 个月。近年来随着结核病疫情的发展，耐多药结核菌的发生率增高，即耐异烟肼和利福平两种或两种以上抗结核药物的结核菌，造成药物选择的困难，并影响治疗效果。应该进行结核菌药敏试验，以调整所用药物。有一些二线抗结核药物用于联合治疗耐药结核菌，如氨基糖苷类（丁胺卡那霉素、卷须霉素）、氟喹诺酮类（氧氟沙星、左氧氟沙星、莫西沙星）、环丝氨酸、利福布丁、乙（丙）硫异烟胺、对氨基水杨酸等。应注意药效和不良反应，须要在医师指导下谨慎使用。

常用抗结核药物可能引起哪些不良反应?

抗结核药物治疗过程中，须注意可能发生的药物不良反应，尤其糖尿病合并肺结核可能使某些不良反应发生机会增多。需要自己注意观察，并随时与医师取得联系，并定期进行检查。

兹介绍一些常用抗结核药物可能引起的不良反应，以供参考和引起注意。①异烟肼——肝炎，周围神经炎，发热、皮疹、癫痫发作（癫痫患者）。②利福平——流感样症状（发热、皮肤潮红、咽痛、流泪、鼻塞），肝炎，肾毒性，血小板计数下降。③吡嗪酰胺——肝炎、高尿酸血症，皮疹、食欲不振。④乙胺丁醇——视神经炎（视力减退、夜盲），胃肠不适。⑤链霉素——耳毒性（耳鸣、失听），前庭功能损害（平衡失调），肾毒性，皮疹等过敏反应。

怎样加强糖尿病肺结核防治管理？

1. 早期发现：糖尿病易并发肺结核病，而早期症状不明显，建议定期进行胸部 X 线检查，每年 1 ~ 2 次，以便及时发现早期无症状肺结核病变，及时有效治疗。如果在长期患糖尿病过程中出现发热、咳嗽、咯痰，甚至痰中带血等症状，更应及时请专科医师进一步检查，包括痰液结核菌检查，以免漏诊和误诊。

2. 预防治疗：糖尿病易使原有肺结核病灶复发和恶化。如果在胸部 X 线检查时发现肺结核病，虽经医师判定为无活动性的陈旧结核病灶，建议咨询专科医师，考虑做预防性抗结核治疗，如采用异烟肼＋乙胺丁醇二药联合治疗，以减少今后复发机会。

3. 加强随防：糖尿病肺结核病多变，药物治疗不良反应发生机会亦较多。建议在治疗过程中自己注意观察症状变化，并密切与医师联系，定期进行胸部 X 线，痰结核菌，血糖和肝、肾功能等检查，以判断病情演变和调整治疗方案。

4. 归口管理：按卫生部有关法规要求，各级医疗单位发现结核病或可疑结核病者，要向当地卫生保健机构报告和登记，并转至结核病防治机构统一管理和治疗。以便得到更专业的治疗指导，提高治疗效果，并更有利于结核病疫情的控制。

第六章 特殊糖尿病人群的防治

儿童糖尿病
——沈水仙教授与您谈

儿童糖尿病的发病率并不低，并且其发病率正在逐年增加。那么儿童糖尿病有何特征？该如何防治呢？当代儿童内分泌疾病专家沈水仙教授提请大家关注儿童糖尿病的防治。

儿童也会患糖尿病吗？

一般人认为糖尿病是成年人的"专利"，但实际上儿童甚至刚生下来的新生儿也会患糖尿病，经我们诊治的 1 岁以下的婴儿糖尿病患者就有 7 例。近年来儿童糖尿病的发病率和成人一样有不断增长趋势。

据我们调查，上海市儿童糖尿病的发病率在 1980 ~ 1991 年间平均每年为 0.61/10 万。1989 ~ 1993 年为每年 0.83/10 万。1997 ~ 2000 年为 1.66/10 万，是以往的 2 倍，得病者以 9 ~ 14 岁儿童为最多。

儿童糖尿病的病因是什么？

儿童糖尿病与成人糖尿病一样，有 1 型糖尿病，也有 2 型糖尿病。儿童 1 型糖尿病多数由于病毒感染引起，如腮腺炎病毒、柯萨奇病毒、EB 病毒、风疹病毒、水痘病毒甚至麻疹病毒等，这些孩子在遗传上存在某种缺陷（有易感基因），使得病毒感染后产生了针对自身胰岛的免疫反应，造成胰岛细胞破坏，导致胰岛素缺乏而患糖尿病。

近年来国外报道，小儿出生后人工喂养（即吃牛奶）的孩子易患糖尿病，因牛奶中的 α-酪蛋白、β-酪蛋白、乳球蛋白等均可引起自身免疫反应，导致胰岛 β 细胞破坏而患病。部分 1 型糖尿病的病因未明，尚待深入研究。

儿童 2 型糖尿病多与肥胖和遗传相关，据我们对肥胖儿童、青少年的检查表明，肥胖儿童有 2 型糖尿病者占 3.8%，糖耐量异常者（糖尿病前期状态）占 5.7%，发病率远高于 1 型糖尿病。

儿童糖尿病有哪些症状？

儿童 1 型糖尿病通常有典型的多尿、多饮、多食和体重减轻的症状，婴儿多尿、多饮不易被发觉，容易发生脱水和酸中毒。年幼儿童因夜尿增多可发生遗尿。部分患儿消瘦伴疲乏、精神萎靡，可有腹痛、恶心、呕吐和便秘。酮症酸中毒时可有呼吸困难、气促，呼出的气体有烂苹果味（酮味），严重酸中毒时出现嗜睡、昏迷、抽搐。患糖尿病的孩子如果不及时治疗往往容易出现酮症酸中毒而危及生命。

糖尿病儿童容易得各种感染，如皮肤疖肿、感冒、支气管炎和泌尿道感染等。如果血糖控制不良或治疗不当，不仅影响生长发育，而且可引起许多慢性并发症，如糖尿病肾病、眼病、心脏病和神经病变等。西方发达国家如美国慢性肾功能不全的患者中有近 40% 是由糖尿病引起的。2 型糖尿病儿童起病时多饮、多尿症状可能不明显，但有逐渐消瘦的现象，有的有视力下降，等到有明显症状时，其病程往往已在半年至 1 年以上。

儿童糖尿病如何治疗？

目前儿童 1 型糖尿病仍以胰岛素治疗为主，根据我们的经验和国外一系列的研究表明，儿童、青少年糖尿病患者必须坚持个体化的治疗原则，初发病者经治疗血糖正常后可进入缓解期，每天所需的胰岛素剂量较小。长病程者或青春发育期患者则每天需注射 3 ~ 4 次胰岛素强化治疗。研究表明强化治疗可使糖尿病并发症发生率降低 50% 以上。对于餐后血糖高、容易出现低血糖者则可以应用超短效胰岛素，而经强化治疗仍难以将血糖控制在理想范围的患者，采用胰岛素泵治疗是最好的选择。

糖尿病儿童的饮食有什么特殊要求吗？

除应用胰岛素外，进行饮食控制也很重要，饮食治疗必须与胰岛素治疗同步进行。患儿可根据热卡计算安排饮食，每天总热卡（千卡）= 1000 + ［实足年龄 × （70 ~ 100）］。

糖类（原称碳水化合物）约占 55% ~ 60%，蛋白质约占 10% ~ 20%，脂肪占 30%。总热卡分三大餐和三小餐（餐间点心和睡前点心），但一般较难确定个体的能量需求，尤其是处于生长高峰的儿童，他们体育活动量各不相同。可以根据个人的胃口和家庭习惯安排饮食，不吃甜食，不使体重超重也就可以了。

还有其他治疗措施吗？

常规测血糖、运动治疗和心理治疗均是糖尿病治疗的综合措施。糖尿病患儿每天应有半至 1 小时的运动，如球类运动、游泳、跳绳等。应避免攀高和潜水，因攀高和潜水时如发生低血糖则有危险性。运动前可减少胰岛素用量或加餐以避免低血糖。对糖尿病儿童进行心理治疗非常重要，在教会他们自我治疗所必须的知识和技能后，应让他们了解精神情绪、社会环境、家庭因素皆影响病情，患儿和家长均应树立战胜疾病的信心。只有良好控制血糖，延缓并发症的发生，儿童糖尿病患者和健康儿童一样能长大成才。

糖尿病是慢性病，目前尚不能根治。但国内外对此病研究很多，有胰腺移植、胰岛 β 细胞移植、基因治疗等研究，我深信将来能根治糖尿病。

儿童糖尿病能预防吗?

儿童自幼应养成良好的生活习惯，不要暴饮暴食，以减轻胰腺的负担。饮食应粗细搭配、荤素搭配，避免体重超重和肥胖。小儿出生 8 个月内最好母乳喂养。平时尽量减少病毒感染机会。有糖尿病家族史的小孩和肥胖儿童应定期检查血糖、尿糖。如果有多饮、多尿、多食或遗尿现象时，应查尿糖是否阳性，以便及早发现糖尿病，及早治疗。对发生昏迷的儿童一定要查血糖，以排除糖尿病酮症酸中毒引起的昏迷。

儿童肥胖与2型糖尿病
——朱逖教授与您谈

肥胖已成为全球的一种流行病，是一种身体内脂肪过度蓄积以致威胁健康的慢性疾病。近 20 余年，随着人民物质生活条件的不断改善，我国肥胖的发病率呈现明显上升趋势。特别是儿童肥胖已成为 21 世纪儿童的重要健康问题。据了解，北京城区在校中小学生的肥胖的检出率已高达 20% 左右，应引起全社会的极大关注。那种认为，"肥胖不是病"的旧观念应当更新。为了更多地了解儿童肥胖病和糖尿病的关系，我们请著名儿童糖尿病专家朱逖主任医师给大家解答。

肥胖是疾病吗，肥胖的病因是什么？

肥胖是一种疾病，这是肯定的。至于肥胖的病因，目前尚未完全澄清。一般认为肥胖是一种多种因素交互作用引起的疾病，既有遗传倾向，又与环境喂养因素及神经内分泌因素有关。环境因素中，不健康的生活方式，主要是高热量膳食和体力活动的减少，导致能量摄入和消耗之间的不平衡是产生肥胖的主要原因。

肥胖的标准是什么呢？

肥胖的标准，以体重计算比较简单直观，即以体重超过按身长计算的同年龄、同性别健康小儿标准体重的 20% 为肥胖。超出标准体重的 20%～29% 为轻度肥胖，30%～49% 为中度肥胖，超过 50% 为重度肥胖。目前世界卫生组织推荐采用体重指数（BMI）的计算方法，即用体重（千克）/身高（米^2）来计算。一般成人以 BMI ＝ 23 作为超重的 BMI 临界点。但目前尚缺乏统一的儿童肥胖的 BMI 诊断标准。

肥胖有没有发病的特定年龄？

肥胖可发生在任何年龄，更易发生在生后 1 岁以内、4～5 岁及青春期。

肥胖对儿童健康有无危害，有什么危害？

可简单用一句话概括，即"肥胖是健康的杀手"。儿童长期肥胖，发生肥胖相关性疾病的相对危险性明显增加，在成人常见的高血压、高脂血症、脂肪肝、糖耐量异常、胰岛素抵抗、2型糖尿病、阻塞性睡眠呼吸暂停等疾病同样可以在儿童和青少年期发生。由于这些危害不是短期内发生的，故常未引起足够的重视。此外，肥胖对儿童、青少年心理的不良影响也不容忽视。疾病所带来的精神压力、心理冲突都将对日后儿童个性、性格、潜能发育、人际交往等产生深远的影响。

肥胖儿童也能发生2型糖尿病吗？

答案是肯定的，儿童肥胖易诱发2型糖尿病。肥胖是2型糖尿病最重要的危险因子，肥胖持续的时间越长，演变为2型糖尿病的危险性越高。肥胖越严重，糖尿病患病率越高。中度肥胖者糖尿病患病率是正常体重的5倍，重度肥胖糖尿病患病率为正常体重的10～21倍。2型糖尿病的发生率随着肥胖的快速增加，呈现相一致的上升趋势。自2002年以来我院内分泌科确诊的儿童2型糖尿病已有50例。我们在20世纪80年代中期研究发现，肥胖儿童存在高胰岛素血症及胰岛素抵抗现象，同时部分肥胖儿童已开始出现糖耐量受损。

作为家长，怎样才能知道孩子是否患了2型糖尿病呢？

我们近期的一项观察提示：肥胖儿童伴黑棘皮病者其糖耐量低减的发生率是不伴黑棘皮病者的5.56倍。因此中、重度肥胖儿童若在颈部、腋下、腹股沟等皮肤皱褶处出现黑棘皮改变（好似皮肤未洗干净）的患者，特别是有高血压、糖尿病、冠心病等家族史者，应及时或定期到专科医院检查。糖耐量低减者实际上已处于发展为糖尿病的十字路口，也可以说是最后关口。如能在医生指导下积极控制体重，多数人可以不发展为糖尿病，否则极易进展为2型糖尿病。

您能为肥胖儿童提出一些生活建议吗?

好的。首先,在饮食上,应给予适当的平衡饮食,饮食管理在限制热能基础上,使蛋白质、脂肪、碳水化合物配比适宜,无机盐、维生素供给充分,以满足儿童基本营养及生长发育的需要。合理选择食物,鼓励食用新鲜水果、蔬菜和粗粮,即注意营养成分又具饱足感。应避免食用高脂肪食物,如花生、瓜子等坚果类食物和甜点心、饮料等。注意烹调多用煮、炖、凉拌方法,以清淡为主。

其次,应根据不同年龄和条件选择适宜的运动,循序渐进,有规律地进行,把运动变为日常生活中的一个重要内容,持之以恒方可奏效。鼓励患者每天进行锻炼,如散步、慢跑、步行上楼梯、以步代车等活动。以每天运动 1 小时,平均消耗热量约为 350 千卡为宜。

此外,鼓励年长儿童坚持膳食记录,发挥其主观能动性,建立良好饮食习惯及坚持治疗的决心和信心。家庭的关心鼓励,控制好饮食环境都是十分重要的环节。儿童肥胖的治疗不主张应用减肥药物。

早期发现肥胖儿童高胰岛素血症和胰岛素抵抗并对其进行干预,可预防及延缓儿童 2 型糖尿病的发生和发展,说到底就是要从积极防治儿童肥胖病做起。而治疗目的不仅仅是控制体重,更重要的是培养良好的饮食和运动习惯,健康的生活方式。这将会使患儿受益终生。

妊娠糖尿病

——赵瑞琳教授与您谈

随着我国经济的迅速发展，人民物质生活水平逐渐提高，大中城市的人民解决了温饱问题，饮食内容大大改善。吃的多、吃的好、运动少，生活节奏又很紧张，促使了糖尿病的发病。在年轻夫妇中为要一个健康的宝宝，更是全家都想办法让孕妇多吃，吃好。他们认为孕妇营养越好，子宫内宝宝越壮实，因此，孕妇中妊娠糖尿病的发病率也在明显地逐年上升。如我院（北京大学第一医院）门诊处，20 世纪 70 年代筛查妊娠妇女糖尿病患病率仅 0.7%；80 年代末和 90 年代初为 1.62%；90 年代末 2.87%；2003 年竟上升到 4%。如果再加上糖耐量受损的孕妇可高达 7%，居于其他一切内科合并症之首位。

那么，妊娠期糖尿病是怎么发生的，对母婴有何影响，该如何防治呢？围绕着这些问题，当代著名围产医学专家赵瑞琳做了全面、系统的阐述。

什么是妊娠糖尿病？

妊娠糖尿病是指妇女在妊娠期发生或发现的糖尿病。1979 年世界卫生组织（WHO）将其列为糖尿病的一个独立类型，如果已确诊为糖尿病的妇女合并妊娠时则不属于此类。妊娠糖尿病占孕妇糖尿病的 95%，糖尿病患者合并妊娠只占 5%。大多数妊娠糖尿病患者于分娩后，糖耐量试验可恢复正常，但国外报告随访 5～16 年者转变为 2 型糖尿病的大约为 17%～63%。故妊娠糖尿病不加以重视，不及时诊断、治疗，产后不加以有利措施进行预防，她们将可能转变成 2 型糖尿病。

妊娠糖尿病对母儿有什么危害呢?

1. 酮症酸中毒：孕妇患有糖尿病，其血浆中葡萄糖含量高，血中游离脂肪酸水平亦会高，糖与脂肪代谢异常，容易产生酮体，发生酮症酸中毒。妊娠早期（孕前3个月）的胚胎生长在这样不利的环境内，易发育异常而发生畸形，其畸形发生率约为6%～10%，为正常妇女的3倍以上，也常易发生流产、早产，妊娠中、晚期亦有可能发生胎死宫内。

2. 巨大胎儿：糖尿病孕妇的胎儿，在子宫内必然接受来自母体的高血糖，也会造成血糖高，而胎儿血糖高能刺激胎儿胰腺内胰岛 β 细胞分泌较多量的胰岛素，以增加血糖的利用与储存，从而促使胎儿体重增长过快而易形成巨大胎儿。这种胎儿出生后，一旦离开母体血液的供给，其血中高胰岛素又很容易促使其发生低血糖。体内心、脑、肝、肾重要脏器，因缺乏营养引起功能紊乱会发生低血糖休克甚至死亡。另外糖尿病孕妇所生的婴儿，外观虽然胖大，但体质差，各脏器成熟较差，尤其是肺脏要比正常胎儿的肺成熟晚2～3周，所以即使是满37～38周的足月新生儿，仍有可能发生肺不成熟，肺内氧气交换障碍以致出生后发生窒息。表现青紫、呼吸困难、体内缺氧（一般称呼吸窘迫综合征，肺透明膜病），亦是新生儿死亡的原因之一。

3. 胎儿宫内发育受限：主要多见于糖尿病患者合并妊娠已有血管病变者，胎盘血管发育受到影响，导致宫内胎儿供血不足，营养与氧气缺乏，致胎儿发育受影响，出生后会比相当孕月的婴儿平均体重低或有畸形。

4. 妊娠期高血压疾病（过去称妊娠高血压综合征）：妊娠糖尿病没能及时发现及未控制理想者，妊娠期高血压疾病（即孕妇血压高，尿中出现蛋白）发生率高；或糖尿病合并妊娠，孕妇已有血管病变者亦易发生妊娠期高血压疾病。一旦发生妊娠期高血压疾病，对母婴均有生命危险，胎儿预后较差。

5. 早产：多见于原有糖尿病合并妊娠者，其早产率比正常孕妇要高，部分是因为合并症（如妊娠期高血压综合征，酮症酸中毒等）而必须终止妊娠成为早产。

6. 糖尿病孕妇也易合并羊水过多及感染（如皮肤长疖子，泌尿系感染及霉菌性阴道炎等）。

妊娠期糖尿病的临床表现有哪些？

妊娠糖尿病的孕妇大多数无任何特殊不适，即使发生一些多食、多饮、多尿现象，孕妇亦往往会认为腹内孕育胎儿所致，故容易被忽视。如不及时检查发现，待有妊娠期高血压疾病，羊水过多，胎儿大于孕月，泌尿系感染及霉菌性阴道炎等合并症时再检查血糖，糖尿病对母婴已造成一定的影响与危害。

怎样早期发现、早期诊断妊娠糖尿病？

鉴于妊娠糖尿病孕妇往往无特殊不适，故目前在医院门诊围产保健工作中，对孕妇均进行常规的糖尿病筛查，尤其是有高危因素、容易发生妊娠糖尿病的孕妇，均应在首次产前检查时即做相关的筛查。高危因素包括：①直系亲属有糖尿病家族史。②年龄≥30岁。③明显肥胖。④有异常妊娠分娩史，如流产、早产、死胎、死产、新生儿不明原因死亡及新生儿畸形等。⑤有生产巨大儿史（胎儿出生体重超过4公斤）。⑥有过妊娠糖尿病史。⑦本次妊娠胎儿有异常（羊水过多，胎儿畸形）。⑧本次妊娠有其他妊娠合并症。⑨有糖尿病症状。⑩尿糖阳性。

对有以上高危因素的孕妇，要查空腹血糖，一般孕妇空腹血糖值应为 5.3 ~ 5.6 毫摩尔 / 升（不超过 100 毫克 %）。如空腹血糖正常，则进行妊娠糖尿病筛查，即在清早空腹服 50 克葡萄糖

（将 50 克葡萄糖溶于 200 毫升水中，5 分钟内一次喝完），服后 1 小时查血糖，正常值不超过 7.8 毫摩尔 / 升（140 毫克 %）。如果筛查结果正常，应在妊娠 24 ~ 28 周复查。没有以上高危因素的孕妇目前均在妊娠 24 ~ 28 周间常规进行妊娠糖尿病筛查。如 50 克葡萄糖筛查异常者（超过 7.8 毫摩尔 / 升）即给予做糖耐量试验，即清早空腹取血查空腹血糖后，将 75 克葡萄糖溶于 400 毫升水中，5 分钟内一次喝完，服后 1 小时、2 小时、3 小时各取血一次查血糖。其正常值：空腹血糖应为 5.3 ~ 5.6 毫摩尔 / 升，服糖 1 小时血糖应为 10.5 毫摩尔 / 升，服糖 2 小时血糖应为 9.2 毫摩尔 / 升，服糖 3 小时血糖应为 8.0 毫摩尔 / 升。如以上血糖检验结果有 2 次或 2 次以上异常，则可诊断妊娠糖尿病。这是早期发现、早期诊断妊娠期糖尿病的惟一可靠方法。

目前对妊娠糖尿病的治疗方法有哪些？

妊娠糖尿病一旦确诊后治疗原则有控制饮食、适当运动、加强监测、胰岛素治疗。

控制饮食：大多数妊娠糖尿病孕妇，仅仅合理的限制饮食即能控制血糖到正常范围，但因孕妇要供给胎儿生长发育所需要的营养，因此对饮食控制与未怀孕的糖尿病患者不完全相同。妊娠早期，孕妇每日所需要的热卡与孕前相同，孕中期、晚期每日应增加 1200 千卡左右，总热量按每公斤标准体重每日 38 千卡计算，其中碳水化合物占 50% ~ 60%，蛋白质占 15% ~ 20%，脂肪占 25% ~ 30%。而且应每日少食多餐，将每天应进热量分 5 ~ 6 份。早餐不宜多（因早上体内胰岛素较低），仅为全日摄入量 10%；午、晚餐各占 30%；上午 10 点，下午 4 点，晚上睡觉前各进餐占 10%。

（1）碳水化合物：以粮食、豆类为主，粗粮细粮相搭配，勿食甜食、蜂蜜、巧克力、糖果。

水果蔬菜以含糖少者为宜，如草莓、猕猴桃、西红柿、黄瓜等，且其热量应计在总热量中。

（2）蛋白质：妊娠时蛋白质的供给不仅是维持子宫和胎盘的正常发育，而且对胎儿的正常发育也非常必要。食物中蛋白质以牛奶、奶制品、蛋类、肉类、鱼和豆制品为主。

（3）脂肪：主要来源于食用油，动物性食品（肥肉、动物内脏）和硬果类。脂肪产热比蛋白质和碳水化合物高1倍多，故在糖尿病患者的食谱中，含脂肪高的食物如花生、瓜子、核桃仁应限量，少吃油炸食物，此外应注意补铁、补钙、补充各种维生素及叶酸，有利于胎儿发育，防止畸形的发生。

2. 适当运动：妊娠糖尿病患者，到户外适当运动能促进孕妇体内葡萄糖的利用，对减低血糖有一定帮助。尤其肥胖孕妇更应该在进餐后1小时进行一定量的活动，如散步、缓慢游泳、打太极拳，做孕妇体操等，对母子健康均有益，但不能进行剧烈体育运动，如跑步、球类、俯卧撑、仰卧起坐等。如果糖尿病孕妇有合并症如妊娠期高血压疾病、先兆早产等则不适合运动。

3. 加强监测

（1）孕妇自我血糖监测：将血糖控制在正常范围是保证母子健康的关键，大多数妊娠糖尿病孕妇，血糖虽已升高但无任何不适症状，因此自己能经常查验血糖很为重要。另外，妊娠糖尿病孕妇在控制饮食后往往空腹血糖不高，而于餐后血糖较高，故孕妇应监测三餐后血糖，尤其是晚上睡觉前的血糖情况。一般每天至少查一次，将自己监测结果记录下来，将定期（最好1～2周）检查结果在产前检查时供医生参考。

（2）在产前检查时医生会再查血糖、尿酮体或糖化血红蛋白，以了解孕妇血糖控制情况。

（3）对胎儿的监测：到医院检查时医生还会对胎儿进行必要的定期监测，例如孕中期（孕16～20周），B超检查胎儿有无畸形；孕28周后每2周复查一次B超，检测胎儿发育情况及有无羊水过多，做胎儿超声心动检查以便及时发现胎儿有无先天性心脏病及肥厚性心肌病；妊娠晚期要测定胎盘功能及了解胎儿肺成熟情况，以便决定何时需要终止妊娠以防胎儿娩出后发生呼吸窘迫综合征。

4. 胰岛素治疗：如果妊娠糖尿病孕妇在进行饮食控制及适当运动治疗后，不能有效地控制血糖在正常范围内，就必须注射胰岛素治疗。胰岛素可快速有效地使血糖下降，且胰岛素不会通过胎盘，对胎儿无不良作用。绝大多数妊娠糖尿病孕妇在孕期由医生指导进行胰岛素治疗后，血糖控制满意，对母儿健康均有利。而产后多数产妇血糖能恢复正常则不再需要胰岛素治疗。用胰岛素时需注意：①必须在医生指导下应用。②需了解所用胰岛素类型、剂量和注射时间，这些不可任意更改，且注射部位要在上肢、下肢和腹部皮下轮换。③妊娠中期以后，胎盘形成，随着胎盘功能的增强，它所分泌的激素有对抗体内胰岛素的作用。故随着怀孕周期的增加，往往需要逐渐增加胰岛素用量，而妊娠最后1个月或临产前胎盘功能稳定或减弱时，胰岛素用量可稳定。血糖控制满意不需要增加胰岛素的，或者视血糖情况逐渐减少胰岛素用量的，需要由医生监测决定，孕妇不可自己随意更改。④一旦发生头晕、心慌、四肢无力、全身出冷汗，则有可能是低血糖，需立即卧倒，喝一杯甜饮料或进食少量食物。症状好转后需立即找医生复查血糖，调整胰岛素用量。

对妊娠糖尿病如何预防?

首先，妊娠后应该注意饮食，要营养丰富，但所需热量足够就可以，不要进食过量，更不要吃太多的甜点甜食。其次，适当运动。再次，控制体重适当地增长，整个妊娠期体重增长不要超过12.5公斤。妊娠晚期应控制体重，平均每周增长0.5公斤即可。最后，对有糖尿病高危因素者，更应该在孕早期就筛查有无糖尿病；孕早期筛查正常者，孕中晚期需再次筛查。

首先，产后 42 天做产后检查时应做 75 克葡萄糖耐量试验以确诊是否有糖尿病。其次，每 2～3 年复查葡萄糖耐量试验。再有，终身要注意规律地饮食，控制体重，加强体育锻炼，保持良好心态，避免精神过度紧张与劳累。

老年糖尿病
——尤传一教授与您谈

老年人糖尿病患病率高，可影响其他老年病的发展、诊断和治疗，其他老年病的存在亦可影响老年人糖尿病的诊治。与非老年糖尿病病人相比，老年糖尿病病人心、脑、肾并发症多、老龄相关的多器官功能损害常见，低血糖易感性增高，低血糖所致脑损害易发生，且病情严重。上海华东医院内分泌科主任尤传一教授与您谈怎样防治老年糖尿病及其并发症。

老年糖尿病的发病情况如何?

随着人类寿命延长，老年糖尿病逐年增多。老年人中已诊断的糖尿病占 7%～18%，约占整个糖尿病人群的 40% 以上。估计有一半人未诊断。约 20% 老年人糖耐量受损（葡萄糖耐量减退），以往称糖耐量减退或低减。

美国 65～74 岁糖尿病患病率为 18.7%，其中白种人占 17.9%，黑种人占 26.4%。该年龄组葡萄糖耐量减退占 22.8%。日本超过 45 岁者糖尿病患病率为 10%，葡萄糖耐量减退 15%。芬兰 65～84 岁老年人糖尿病占 30%，葡萄糖耐量减退为 32%。表 9 表明我国糖尿病患病率逐年增长：

表 9 我国糖尿病患病率逐年增长

年份	地区	40~49岁	50~59岁	60~69岁
1978	上海	1.4%	2.5%	3.6%
1996	全国	3.02%	7.07%	11.3%
2001	上海	5.29%	12.34%	18.87%

老年糖尿病有哪些临床表现?

在诊断糖尿病时,糖尿病并发症常已存在,但患者可无任何症状。有些患者可能仅有一些特异症状,而误认为是正常衰老。由于老年人常有多种病理损害使诊断进一步复杂化。

高血糖的典型症状常被忽视,如多尿、多饮、夜尿、口干、多食、中度体重降低及乏力。患者常有情绪变化、记忆差、抑郁和痛阈下降的表现。

某些老年患者可能存在糖尿病并发症症状,如视力下降或丧失、神经系异常、冠心病、心肌病、充血性心力衰竭、周围血管病、间歇性跛行及脑血管病。

老年糖尿病的特点如何?

老年糖尿病的临床特点:

1. 患病率高:50岁以上约3倍于总人口的患病率,60~70岁为患病峰龄。

2. 起病隐匿:症状不明显,易漏诊。老年人肾小球滤过率下降,糖肾阈值可高达11.1毫摩尔/升,尿糖常阴性,不能排除糖尿病。病人常因糖尿病并发症首诊于非糖尿病专科。如因视力减退首诊于眼科;因高血压、冠心病首诊于心内科;因肾病首诊治于肾内科;因下肢坏疽首诊治于外科;因外阴瘙痒首诊治于妇科等。

3. 血糖控制不理想,并发症多,死亡率高:老年人器官老化，免疫功能下降，心脑血管及各种系统并发症多，加之社会心理因素，不愿控制饮食，血糖控制差，达标者仅占 20%。

4. 主要的急性并发症为糖尿病非酮症高渗综合征，一旦发生，不及时诊治，预后差。病死率达 40% ~ 60%。

5. 老年糖尿病主要死亡原因为心脑血管病：老年人常有动脉粥样硬化及血管损害，导致高血压脑卒中、冠心病及心肌梗死。

怎样诊断老年糖尿病?

老年糖尿病的诊断与分类同一般糖尿病。分为 1 型糖尿病、2 型糖尿病和特殊类型糖尿病。由于老年人无妊娠问题，因而不存在妊娠糖尿病的分类。

不论有无典型的临床症状，餐后 2 小时血糖 ≥ 11.1 毫摩尔 / 升，空腹血糖 ≥ 7.0 毫摩尔 / 升，糖耐量试验餐后 2 小时血糖 ≥ 11.1 毫摩尔 / 升，即可诊断为糖尿病。

老年糖尿病前期（IGR）有哪些危害?

糖尿病前期包括糖耐量受损（IGT）和空腹血糖受损（IFG）两方面。其危害有：

1. 易转化为糖尿病：老年 IGR 发展成糖尿病是正常人群的 8 ~ 10 倍，每年有 5% ~ 15% 的 IGR 向糖尿病发展。因此，老年 IGR 是危险人群，控制不佳将发展成真正的糖尿病。但老年 IGR 只要积极防治可转化为正常人群或仍然是 IGR，因而也是有希望的人群。

2. IGR 已存在大血管和微血管病变：大血管病变主要指心、脑、下肢动脉粥样硬化，如果不加以防范发展成糖尿病，将进一步加重这些大血管病变，引起心、脑、下肢动脉狭窄等严重并发症。当然，积极预防可延缓或终止病变发展。

3. IGR 已存在胰岛 β 细胞功能减退和胰岛素抵抗：2 型糖尿病发病机制主要是胰岛 β 细胞功能减退和胰岛素抵抗，两者发展到一定程度就会发生糖尿病。在 IGR 阶段。阻断 β 细胞功能减退或胰岛素抵抗就可延缓或阻止糖尿病发生。

4. 餐后高血糖是影响糖化血红蛋白的重要因素，是心血管事件的独立危险因素。

老年糖尿病前期怎样防治与自我保健？

认真防治糖尿病前期，可使相当一部分人群不发展成糖尿病，也只有在这个阶段，老年糖尿病是可以预防的。也就是讲，把糖尿病遏止在糖尿病前期阶段是可能的。因此应该树立信心，但必须坚持终身防治。

饮食、运动疗法是基础，健康的生活方式是百年大计。合理饮食、适当运动、心理平衡、积极乐观的处世态度，永远是防治百病的关键。

适当的药物干预是需要的。国内外已有大量研究，胰岛素增敏剂、α 葡萄糖苷酶抑制剂、二甲双胍等，可使相当一部分糖尿病前期老年人转化为正常人群。

老年糖尿病血糖控制目标是什么？

严格地讲，老年糖尿病血糖控制目标，应与一般糖尿病相同。但由于老年人各种脏器功能减退，糖调节机制更不健全，血糖达标比一般人群更为艰难。希望控制到：空腹血糖 7 毫摩尔 / 升左右或以下，餐后 2 小时血糖 11 毫摩尔 / 升以下，糖化血红蛋白 6.5% ~ 7.0%。国外有学者提出老年糖尿病餐后 2 小时血糖在 14 ~ 15 毫摩尔 / 升以下即可。作者认为对有严重并发症患者该数值在 11 ~ 12 毫摩尔 / 升以下更为合适。

怎样防治老年糖尿病急性并发症?

老年糖尿病的急性并发症主要是高血糖高渗综合征和糖尿病酮症酸中毒，临床上应尽早识别。治疗原则是小剂量胰岛素，补液纠正脱水、补钾，消除诱因及治疗并发症。不及时抢救病死率高（达到20%以上）。多数患者经适当治疗可完全缓解。

低血糖症也是急性并发症之一。低血糖症是血糖降至2.7毫摩尔/升以下，并产生脑功能和认知功能紊乱，以及交感神经兴奋症状。表现为衰弱、饥饿、心悸、出汗、颤抖、视力模糊、言语不清、头痛、异常行为、偏瘫甚至昏迷。

老年糖尿病低血糖的最常见原因是药物源性。包括：①胰岛素用量过大。②口服降糖药物用量过大。③合并应用促进磺脲类降血糖作用的药物，如水杨酸盐、磺胺药、法华令等。

低血糖处理：应立即口服糖水、饼干等或静脉注射25%～50%葡萄糖溶液。老年人从昏迷中恢复，比年轻人慢。此外对磺脲药所致低血糖的治疗反应差，需等药物完全代谢排泄后始能恢复，可能要24～36小时，更长者达数日，此时应静脉内持续补充葡萄糖。

老年糖尿病有哪些慢性并发症，怎样防治?

1. 大血管并发症

（1）冠心病：老年糖尿病合并冠心病的特点：心绞痛症状不典型，无痛性心肌梗死多；心律失常发生率高且严重；心肌梗死范围广；猝死及心力衰竭发生率高；溶栓效果差，再梗死率高。

治疗除控制血糖外，应用β受体阻滞剂及改善血小板聚集药物，溶栓治疗严格掌握适应症。

必要时冠脉搭桥术及经皮冠脉腔内成形术。

（2）脑血管病：老年糖尿病合并脑血管病的特点：脑梗死多见，发生率为非糖尿病患者的 3 ~ 4 倍，以腔隙性脑梗死最多，临床上常无任何症状；缺血性脑卒中明显多于出血性脑卒中；一过性脑缺血为对照组的 3 倍，易与心源性晕厥混淆。

治疗宜采用综合措施，应用抗血小板聚集药、脑血管扩张剂、活血化瘀中药以及改善脑细胞代谢等药物。

（3）间歇性跛行和下肢坏疽：老年糖尿病并发间歇跛行和下肢坏疽，约占总数的 10%，不积极防治，严重者需截肢。

2. 糖尿病微血管并发症

（1）糖尿病视网膜病变：老年糖尿病视网膜病变常见，新诊断的 2 型糖尿病患者估计 20% 有视网膜病变。老年糖尿病 20 ~ 25 年后，80% ~ 90% 发生视网膜病变。

防治宜严格控制血糖。一旦发生视网膜新生血管及毛细血管渗漏，及早采用激光治疗。中药有助于眼底出血时止血及血液吸收。

（2）糖尿病肾病：糖尿病肾病的临床特征是持续性蛋白尿，即 24 小时尿蛋白排出量超过 500 毫克。同时伴有肾小球滤过率下降及高血压，诊断糖尿病肾病时，应排除其他原因引起的蛋白尿。

糖尿病肾病发展至肾功能衰竭时，应限制蛋白质摄入，每日 0.4 ~ 0.6 克 / 千克，以优质动物蛋白质为主，进行腹膜透析和血液透析。对 65 岁以上老人较少适宜肾移植。口服降糖药宜用格列奈类。尽早应用胰岛素治疗。高血压首选血管紧张素转换酶抑制剂和血管紧张素 II 受体拮抗剂。

3. 糖尿病周围神经病变：临床表现迥异，如热痛感丧失，手指、脚趾麻木感，直立性低血压，心动过速，出汗、勃起功能障碍、神经性膀胱炎、腹泻、胃痛、复视、皮肤烧灼感及疼痛等。老年人症状性自主神经病变比年轻人少。

治疗可选用神经营养药物（如弥可保及 α - 硫辛酸等），抗血小板聚集药。尚可用中医中药治疗。

老年糖尿病如何治疗?

饮食和运动疗法是老年糖尿病治疗的基础。但讲起来容易,做起来难。如果作为被迫的事情,额外的负担,那就很痛苦。而应视为一种健康的生活方式,一种爱好,一种习惯,甚至是一种生活的享受,这必将改善你的精神面貌,有利于血糖控制。

运动处方制定因人而异。有的老年人因骨关节病变或脑卒中偏瘫而无法运动。可以运动的老年人运动项目自由选择,以竞技性不强为佳,运动强度适中,不宜过大,随时调整,以心率不超过（170- 年龄）为标准。

应在各个层次,各种机构,开展多种形式的糖尿病教育。老年糖尿病人应不断学习日益更新的糖尿病知识,这样才能科学的自我管理,树立坚持不懈、持之以恒的决心,成为命运的主宰者。

老年糖尿病健康监测应定期进行,检查内容包括血糖、血脂、血压、体重、有关生化及物理检查。糖尿病是一种全身性的心血管病变,在治疗中必须全面控制心血管的多重危险因素,包括血糖、血压、血脂及体重。每个个体又有各自的特点,因此治疗措施必须个体化。

老年糖尿病人用药有哪些注意事项?

可概括为 10 项注意:

（1）单种药剂量不宜过大:如果每日格列齐特大于 320 毫克,格列吡嗪大于 30 毫克,二甲双胍大于 2 克,罗格列酮大于 8 毫克,格列美脲大于 4 毫克等,降糖效果并不更佳且易发生药物不良反应,特别是低血糖。

（2）注意服药时间:第一、二代磺脲类应在餐前半小时或更长时间口服,每日一次的格列美脲应固定某一时间,餐时血糖调

节剂格列奈类和 α 葡萄糖苷酶抑制剂应餐前或餐时服，双胍类在餐时或餐后服用，达美康缓释片应早餐前服。

（3）建议早期联合用药：不同作用机制的药物联合应用，扬长避短，更有利血糖控制，保护 β 细胞功能，改善胰岛素抵抗。

磺脲类与双胍类联合用药最常见，磺脲类与 α 葡萄糖苷酶联合应用，更利于餐后血糖控制。双胍类与 α 葡萄糖苷酶或噻唑烷二酮类联合，可改善磺脲类继发失效。餐时血糖调节剂与双胍类联合，使波动的血糖有明显下降。

（4）血糖正常后，可逐步减量，不宜全部停用口服降糖药，否则血糖反弹升高，前功尽弃。

（5）同一种药服用时间长，可适当改用其他药物，使血糖得到更好控制。

（6）尽早应用胰岛素：近代研究证实老年糖尿病人应尽早应用胰岛素，有延缓并发症发生发展的功效。胰岛素可与口服降糖药联合使用。胰岛素治疗近年有很多新进展，超短效及长效胰岛素、经鼻喷雾胰岛素以及胰岛素泵等。使血糖控制满意，低血糖发生少，胰岛素用量降低，受到广大病友赞扬。

（7）老年糖尿病前期也可用药。

（8）严防老年糖尿病低血糖：单用磺脲类；联合应用二三种口服降糖药；注射胰岛素后不进餐或即外出运动；注射胰岛素加服降糖药；胰岛素剂量使用过大。上述这些情况容易发生低血糖，应加以注意。

（9）中医中药在老年糖尿病防治中具有重要地位。中医学是伟大宝藏。实验及临床研究证明很多中药如黄连、桑叶等具有一定降糖作用。中药复方对改善症状、调节机体免疫功能，以及在防止糖尿病并发症发生和发展中有其独特的疗效，值得广大医务工作者进一步探索。

（10）市场上保健品琳琅满目、五花八门，应认识到保健品只能作为辅助治疗，因此不要轻易被广告宣传所误导。

第七章 糖尿病的中医治疗

中医治疗糖尿病
——徐蓉娟教授与您谈

中国是最早认识糖尿病的国家之一，古代中医对糖尿病的认识，因其常见消瘦、口渴、多饮而将其归于消渴（瘅）范畴，故称之为"消渴病"，早在2000多年前的《黄帝内经》一书中就有"甘美肥胖，易患消渴"，"五脏柔弱者，善病消瘅"的论述，均指出了本病的发病原因。以后历代医家对糖尿病的临床表现、病因、病机、并发症、治则治法、药物方剂等方面的认识不断深化。近年来，尤其在"中西结合"思想的推动下更具独特优势。据中医学发展史，糖尿病的研究肇始于春秋战国时期，启蒙于汉晋，发展于唐宋金元，成熟于明清，辉煌于当代。

中医是如何治疗糖尿病的？

中医治疗糖尿病可归纳为以下四方面：①饮食治疗。②运动治疗。③中药治疗。④针灸、推拿等其他疗法治疗。其中中药治疗是最主要的部分，包括汤药、中成药、外用药、中药针剂等。使用不同剂型时均需辨证论治。不同病情采用不同剂型，一般以内服药为主。糖尿病所致的皮肤感染尚可加用外用药，糖尿病性周围神经病变可采用穴位敷贴等方法综合治疗，中风时多加用针灸及推拿等疗法……此外，中医饮食治疗除与西医相似的控制总热量，计算每日所需碳水化合物、脂肪及蛋白质量以外，更高一筹。中医认为药食同源，食物也有四气（寒热温凉）、五味（酸苦甘辛咸），据"热者寒之，寒者热之，虚者补之，实者泻之"，"春秋有别，冬夏不同"的治则辨证施膳（食），防病治病，延年益寿。此外，中医的运动治疗也颇有特色，例如太极拳就是一种特殊的运动，柔中有刚，阴阳结合。美国老年体育协会专门做过研究，结果发现打太极拳者体质明显优于在健身房锻炼者。他们非常佩服中国人的智慧。

中医治疗疾病有何特色?

中医治疗的精髓是"辨证论治"，"治病必求于本"的特点。经临床和药理实验证实，具有降糖作用的中药有几十种，如黄芪、人参、地黄、丹参、桑叶、桑白皮、葛根、天花粉、黄连、知母等。但中医治疗糖尿病并非简单地将其叠加服用，而是以整体观念为指导思想，根据患者不同的病因、临床表现、病程阶段、有无并发症、舌苔脉象，遵循中医传统医学的脏腑、阴阳、气血或/和标本虚实的辨证方法，归纳为不同的证候，从而确定相应的个体化的治则，选用有效的方药。对不同糖尿病患者，其处方用药可不一致，这称为同病异治。而对患不同疾病具有相同证候者，可采用相似的治疗法则，称为异病同治。这也就是中医治疗疾病的精髓"辨证论治"，"治病必求于本"的特色。

常用的糖尿病辨证分型有哪些?

糖尿病分型的方法较多，各种方法各有侧重和特点，目前尚未完全统一。20 世纪 90 年代以来大多按《中药新药临床研究指导原则》中消渴病分型标准分型，并不断修正完善。1990 年国家卫生部药政局制定了糖尿病的辨证分型标准，包括阴虚热盛、气阴两虚及阴阳两虚三型，以作为指导中药新药的临床研究标准的组成部分。1993 年在中国卫生部公布的新的《中药新药临床研究指导原则》中，又在上述三型的基础之上增加了血瘀气滞证型。

目前主要按郑筱萸主编的《中药新药临床研究指导原则》第十章第三节中中医证候诊断标准分 5 型。

1. 阴虚热盛证：主症：咽干口燥，心烦畏热。次症：渴喜冷饮，多食易饥，溲赤便秘。舌红苔黄，脉细滑数，或细弦数。

2. 湿热困脾证：主症：胸脘腹胀，或食后饱满，头身困重。次症：体形肥胖，心胸烦闷，四肢倦怠，小便黄赤，大便不爽。舌红苔黄腻，脉滑而数。

3. 气阴两虚证：主症：咽干口燥，倦怠乏力。次症：多食易饥，气短懒言，五心烦热，心悸失眠，溲赤便秘。舌红少津液，苔薄或花剥，脉细数无力，或细而弦。

4. 阴阳两虚，血瘀水停证：主症：神疲乏力，咽干口燥，腰膝酸冷，或手足畏寒，夜尿频多。次症：头晕眼花，心悸失眠，自汗易感，气短懒言，颜面肢体浮肿，尿多浊沫，或小便量少，男子阳痿，女子性欲淡漠，大便干稀不调。舌体胖大，有齿痕，脉沉细无力。

5. 血瘀脉络证：主症：胸痛，胁痛，腰痛，背痛，部位固定，或为刺痛，肢体麻木，疼痛夜甚。次症：肌肤甲错，口唇紫暗，面部瘀斑，健忘心悸，心烦失眠。舌质暗，有瘀斑，舌下脉络青紫迂曲，脉弦，或沉而涩。

上述分型仅供参考，临床上千变万化，但万变不离其宗，可根据脏腑气血阴阳的虚损和各种邪实之证，辨证论治，方药也可灵活化裁，不必拘泥。

糖尿病并发症是否也能使用中医中药治疗？

糖尿病是一种由多种原因引起的慢性疾病，能产生种种并发症，尤以大血管、微血管、神经病变的慢性并发症最为常见。胸痛、眩晕、中风等症主要是心、脑大血管病变的表现；水肿、关格（尿毒症）、白内障等症主要是肾、视网膜微血管病变的后果；淋证、肺痨等症是合并急、慢性感染所致；脱疽（糖尿病足）又是神经、血管病变和感染的综合结果。针对糖尿病并发症多为本虚标实之特点，本着急则治标，缓则治本或标本兼治的原则，即在控制血糖于理想水平的同时，发挥中医辨证论治糖尿病并发症的优势，根据患者的具体证候，灵活多样地选用相应的理法方药，通过燮理阴阳，调和气血，疏通经络，活血祛瘀等大法，达到改善代谢功能，增强抗病能力以及防止或延缓并发症的发生、发展的预期效果。

是否能采用中西医结合治疗糖尿病？

中西医结合是治疗糖尿病的最佳方案，口服降糖西药具有作用强、疗效显著、服用方便等优点，但长期大量服用，部分口服药易产生继发性失效，并可有一定不良反应。而中药的降糖作用相对比较弱，不良反应则较小，且对防治各种慢性并发症又有其一定的优势。处方用药多以汤剂为主，其优点是针对性强，缺点是较为繁杂。也可使用具有相应治则的中成药，其优点是服用方便，依从性好，缺点为针对性较差。中西药联合使用，可扬长避短，相得益彰。

哪些糖尿病患者适宜采用中西医结合治疗？

所有糖尿病及其并发症患者均可采用中西医结合治疗糖尿病，其主要适应症为：①在饮食、运动治疗基础上，血糖水平仍然不理想的轻、中型糖尿病患者，配合使用中药治疗，可使血糖得以良好控制。②长期使用降糖西药，而血糖依然控制不佳的患者，可配合中药协同降糖。③使用降糖西药治疗，虽然血糖控制良好，但西药用量较大，或有不良反应，可加用中药，适当减少西药用量，减轻症状。④西药配合中药治疗可预防或延缓糖尿病并发症的发生和发展。中药对糖尿病肾病、糖尿病眼病、糖尿病足、糖尿病神经病变等均具有良好的防治效果。此外，中医的药膳疗法、针灸、推拿等其他疗法在治疗糖尿病及其并发症方面均各具特色，这里不一一赘述。

有人说"中医不科学"，"中药不能治疗糖尿病"，您是否同意这种观点？

有人不相信中医，认为中医不科学，其实中医在治疗消渴病（糖尿病）的长期医疗实践中逐步形成了一整套独具特色、行之有效的药物、药膳、针推、体育等疗法。随着现代科技手段对中医学的不断渗透，中医也采用先进的检测方法，在降糖，降压，防治其并发症等方面颇有成果。中医用辨证论治方法整体调理，提高机体免疫功能，扶正祛邪，有其独到之处。中医是科学的，并且经过长期临床实践检验，不但在国内，而且在国际上也有广泛的影响。

是否有某种中药可根治糖尿病？

部分病人起初因缺乏糖尿病知识，病情控制不良，发生严重的并发症，他们求医心切，急盼早日康复，期待"灵丹妙药"，在这种心理的驱动下，轻信虚假广告，盲目求医，偏听偏信。

一些江湖医生或不法厂家为牟取暴利，巧立名目，打着"中医中药"、"祖传秘方"、"纯中药制剂"的幌子，大肆宣扬"糖尿病患者不必饮食控制，可停西药，能根治糖尿病"等。他们在中药内掺入价格低廉的优降糖、二甲双胍等西药，以邮购等方式高价出售。

糖尿病患者需要终身治疗，目前还没有发现根治糖尿病的药物，只有在正确认识糖尿病的有关知识，严格控制饮食，适量运动的基础上，根据各人的血糖控制情况，应用中药、西药、或中西医结合治疗才是正确选择。

糖尿病肾病的中医治疗
——何立群教授与您谈

糖尿病肾病是最常见的糖尿病微血管并发症之一，林善锬教授从西医的方面详尽地阐述了防治知识，对每一位糖尿病患者、家属甚至医生都有帮助。中医对糖尿病肾病如何认识？如何治疗？我们请来了著名的中医肾病专家何立群教授。

中医理论是如何阐述糖尿病肾病病因病机的呢？

本病主要由于禀赋不足、素体柔弱、饮食不节，复因情志失调、劳欲过度所致。

1. 饮食不节：长期过食肥甘、醇酒厚味，致脾胃运化失职，积热内蕴，化燥耗津发为消渴。

2. 情志失调：长期精神刺激，导致气机郁结，进而化火，消烁肺胃阴津而发本病。《临证指南医案·消渴》篇说："心境愁郁，内火自燃，乃消症大病。"说明五志过极，郁热耗气伤津是本病发生发展的重要因素。

胰岛素抵抗是由于肥胖之后，脂肪细胞激素分泌发生异常所致。在伴 IR 的肥胖患者和肥胖的 2 型糖尿病患者中，为加速脂肪分解，脂肪细胞产生肿瘤坏死因子 α（TNFα）明显增加。升高的 TNFα，抑制了胰岛素降血糖的传递通路，成为降血糖途径中的主要路障，缩小葡萄糖进入细胞的闸门，使葡萄糖难以很快进入细胞进行代谢。抵抗素由脂肪细胞分泌，它使正常小鼠血糖升高，并使胰岛素的降糖效能明显下降。脂连素是人体防御胰岛素抵抗的重要激素，也是由脂肪细胞产生，很可惜，这种保护性激素在肥胖之后产生明显减少，脂连素的下降使胰岛素的降糖作用不能有效发挥。

3. 劳欲过度：素体阴虚，复因房劳不节，劳欲过度，损耗阴精，导致阴虚火旺，上蒸肺胃而发为消渴。《外台秘要·消渴消中》篇说："房劳过度致令肾气虚耗故也，下焦生热，热则肾燥，肾燥则渴。"说明房劳过度，精虚肾燥与本病发生有一定关系。

总之本病以阴虚为本，燥热为标，其衍变常以阴虚燥热开始，随后发展，渐损及气阴、精血和元气，晚期可致脾肾阳虚，水湿泛滥，阴竭阳微，终致阴阳离决。

中医如何根据患者的临床表现进行治疗？

糖尿病性肾病初期多以五脏阴虚为主，可出现阴虚燥热、肝肾阴虚、气阴两虚等变化，到了中后期可出现阴阳两虚或阳虚水泛等症候，晚期可表现为正气衰败、浊邪壅盛，预后险恶。

1. 阴虚燥热型

症状：烦渴多饮，多食善饥，口干舌燥，尿频量多，脉洪数，舌边尖红，苔薄黄。

治则：清热养阴，生津止渴方药：白虎人参汤合消渴方加减（人参、生石膏、黄连、知母、沙参、麦冬、天花粉、石斛、桑白皮等）

2. 气阴两虚型

症状：神疲乏力，腰膝酸软，面色少华，形体消瘦，心悸气短，口渴欲饮，尿频量多，大便秘结，脉沉细带数，舌尖红、少苔。

治则：益气生津，滋阴润燥

方药：生脉散和玉女煎加减（人参、黄芪、生地、生石膏、麦冬、五味子、知母、怀牛膝、天花粉、赤芍、丹皮、制大黄等）

3. 阴阳两虚型

症状：面黑憔悴、耳轮干枯、咽干舌燥、阳痿肢冷，或五心烦热，尿频量少，下肢浮肿，脉沉细无力，舌质淡暗，苔薄而干。

治则：益肾助阳固精

方药：金匮肾气丸加减（附子、肉桂、熟地、淮山药、山萸肉、桑螵蛸、金樱子、蚕茧壳、桃仁、泽兰、玉米须等）。咽干舌燥、五心烦热者去附子、肉桂，加知母、黄柏。

4. 阳虚水泛型

症状：面浮身肿，腰以下尤甚，眩晕心悸，胸闷气短，腰膝酸软沉重，神疲畏寒，四肢欠温，尿少便溏，脉沉细，舌质淡胖，苔白腻。

治则：温肾健脾化气行水

方药：真五汤合五皮饮加减（制附子、黄芪、白术、白芍、桂枝、茯苓皮、生姜皮、桑白皮、大腹皮、陈皮、车前子等）

5. 湿浊内蕴型

症状：神疲乏力，面色白，恶心呕吐，皮肤瘙痒，下肢浮肿，尿少，大便秘结，脉小弦滑，舌淡苔薄白微腻。

治则：健脾补肾化湿泄浊

方药：温脾汤加减（人参、制附子、姜半夏、黄连、制大黄、甘草、川椒目、葶苈子、当归、川芎等）

您对中医治疗糖尿病肾病有何认识和方法？

糖尿病肾病是在糖尿病的基础上发展而来，早期气阴两虚，病变后期阴损及阳，阴阳俱虚。

气虚运血无力，阴虚血行滞涩，阳虚则血脉失于温煦而凝滞，以及久病入络皆可形成血瘀。

瘀血既是糖尿病肾病的病理产物，同时又是致病因素，贯穿于疾病始终。因此，治疗糖尿病肾病当以益气养阴、补肾活血为要，自拟中成药制剂糖肾宁，方中太子参、生黄芪益气养阴，生地甘寒养阴生津，黄连用量微少，清热泻火，与生地相合，降心火滋肾水；泽兰活血利水；鹿角片温阳，既有阴中求阳，又有防止疾病传变至阴阳两虚之意。现代药理研究表明，黄芪具有双向调节血糖作用，并能消除水肿、提高抗病能力、减少蛋白尿；黄连也有降血糖的作用。通过大量的临床病例观察和动物实验表明糖肾宁可降低糖尿病肾病的蛋白尿，改善血液高黏、高凝状态，其调节血栓素与 6- 酮 - 前列环素的动态平衡和抑制一氧化氮合成可能是改善糖尿病肾病肾小球高滤过的机制之一。

第八章 胰岛素抵抗和代谢综合征

胰岛素抵抗
——罗邦尧教授与您谈

在过去相当长的一个时期内，人们都认为糖尿病是由于胰岛素缺乏引起的。糖尿病的定义曾经是"由于胰岛素的绝对或相对缺乏引起的"，"绝对缺乏引起 1 型糖尿病，相对缺乏引起 2 型糖尿病"。但是近年来，研究人员发现 2 型糖尿病病人不但血糖异常升高，而且分泌的胰岛素水平还要高于没有糖尿病的人。为什么高分泌量的胰岛素不能把高血糖降低呢？罗邦尧教授将为您一一剖析。

为什么有些糖尿病患者胰岛素水平很高，但血糖却降不下来？

研究表明，这是由于胰岛素的作用器官（靶器官）——主要是骨骼肌、脂肪组织及肝脏对胰岛素的敏感性及反应性降低或丧失，因而正常量的胰岛素产生低于正常的生理效应，或者说要达到正常生理效应需要高于正常量的胰岛素，这种现象被称为胰岛素抵抗。

出现胰岛素抵抗时，为保证体内血糖达到正常水平，人体正常的胰岛 β 细胞往往要分泌更多的胰岛素，来弥补单位数量胰岛素降糖能力的不足，从而保证血糖水平正常。久而久之，β 细胞功能受损，则胰岛素的分泌代偿能力下降，就会出现糖耐量低减，甚至 2 型糖尿病。

为什么说2型糖尿病的病理基础是胰岛素抵抗?

最近几年，胰岛素抵抗的研究已经成为国际学术界研究的焦点。

1999 年，世界卫生组织对沿用了 20 年的糖尿病诊断和分类标准进行了重新修订，新标准强调以病因学为基础进行分类，并用"胰岛素抵抗"一词对 2 型糖尿病重新进行定义：2 型糖尿病是"胰岛素抵抗为主伴胰岛素分泌不足，或胰岛素分泌不足为主伴胰岛素抵抗"两种情况。

也就是说胰岛素抵抗是 2 型糖尿病的病理基础，在理论和学术上给予充分肯定。

为什么说胰岛素抵抗是多种疾病的祸根?

随着对胰岛素抵抗研究的不断深入，人们逐渐认识到胰岛素抵抗不但能够造成糖尿病，而且也是发生糖尿病各种并发症的病理基础。

目前已经有更多的研究表明，虽然严格的控制血糖可以显著地降低眼睛、神经、肾脏并发症的发生率，但是不能阻挡并发症的发生和发展，尤其是心脑血管并发症，这就预示着除了高血糖之外还有别的因素在侵蚀着糖尿病人的身体。胰岛素抵抗不但是糖尿病的重要发病机制，还与十余种代谢疾病有关，这些疾病包括：中心性肥胖、糖代谢异常、2 型糖尿病、脂代谢紊乱（高甘油三酯血症和／或高密度脂蛋白降低）、高血压、微量白蛋白尿、冠心病等等，胰岛素抵抗是这些疾病的共同发病基础。人们把这些以胰岛素抵抗为基础的各种疾病的总和，称为胰岛素抵抗综合征。

怎样防治胰岛素抵抗?

胰岛素抵抗的患者，大多数是肥胖者。要改善胰岛素抵抗，要先治胖。近年来的研究证实，肥胖与胰岛素抵抗是一对难舍难分的孪生姊妹。肥胖者，体内的脂肪细胞会分泌许多新的激素，如脂联素、抵抗素和瘦素等，这些激素"干扰"了细胞上的胰岛素受体及受体后一系列反应，降低对胰岛素的敏感性。同时，胰岛素抵抗又会使人体产生高胰岛素血症，高胰岛素血症又反过来引起肥胖。

预防胰岛素抵抗的最好方法是建立健康的生活方式，"适度运动、平衡膳食、戒烟限酒、心情舒畅"，预防肥胖，"减肥不如防肥"。

药物方面可以选择胰岛素增敏剂，如目前上市的罗格列酮、匹格列酮等，这些药能激活一种控制糖脂代谢的总开关——转录因子。这种转录因子叫做"过氧化物酶体增生物活化受体"，一个很长的名字，其简称为PPARγ。PPARγ这个总开关被打开之后，糖尿病患者体内降血糖的能力变得十分高强，因而使得难治性糖尿病的治疗变得更为合理。马来酸罗格列酮片可使伴有胰岛素抵抗的绝经前期和无排卵型的妇女恢复排卵，女性患者如不注意避孕，则有妊娠的可能。需要提醒的是，胰岛素增敏剂只是使机体细胞提高对胰岛素的敏感性，仅在胰岛β细胞功能尚存的情况下发挥作用，不宜用于胰岛素绝对缺乏的1型糖尿病病人。

二甲双胍虽是个老药，但价廉效高，也能改善胰岛素抵抗，值得推荐。服法是：500毫克，一日3次；或850毫克，一日2次，饭中或饭后服用。但肾功能不好、血清肌酐高于150微摩尔/升，糖尿病严重失调（如酮症酸中毒），肝功能严重损害及心功能衰竭的病人禁用。有胃肠道不良反应如恶心、呕吐、粪便稀薄及腹泻等，见于用药初期，尤其是空腹时，乳酸性酸中毒偶见于肾功能衰竭的患者。

代谢综合征

——贾伟平教授与您谈

　　许多糖尿病患者常肥胖，并伴有高血压、高血脂等，经检查他们有"胰岛素抵抗"，医生常诊断他们患"代谢综合征。""胰岛素抵抗"与"代谢综合征"有哪些关系？能不能防治？病人常流露出迷惘的神情，为此我们请来了这一领域中卓有建树的贾伟平教授。

胰岛素抵抗与代谢综合征有哪些关系？

　　胰岛素抵抗与代谢综合征是两个内容含义不同的概念。胰岛素抵抗是指体内胰岛素作用减低的一种病理生理改变，而代谢综合征（过去常称为胰岛素抵抗综合征）是指一组共同具有胰岛素抵抗这种病理、生理特点的代谢性疾病的总和。

为什么代谢综合征最早称为"X综合征"，后来又常被称为"胰岛素抵抗综合征"？

　　1988 年 Reaven 在第 48 届美国糖尿病学会学术年会上提出"X综合征"，Reaven 指出胰岛素抵抗是人类疾病（包括糖尿病）中普遍存在的，他可能在多种疾病的发病中起重要作用，特别是动脉粥样硬化和冠状动脉粥样硬化性心脏病中起重要作用。以后的大量科学研究不断验证了他的推断的正确性。由于"X综合征"的核心是胰岛素抵抗，所以人们后来常将它称为胰岛素抵抗综合征。

"X综合征" 提出有哪些意义，这种学说是怎样日趋完善的？

"X 综合征" 的提出在胰岛素抵抗认识史上是一个新的里程碑。它不仅大大推动了糖尿病的研究与防治，刷新了对糖尿病机制及防治的认识，同时还促进了内分泌、心血管疾病、肾脏病、妇产科学以及药学等多学科的交叉渗透。以后人们习惯将 "X 综合征" 称为胰岛素抵抗综合征。

自 20 世纪 90 年代以来，胰岛素抵抗综合征一直成为世界医学前沿的一大亮点。

继 "X 综合征" 后，1995 年 Stern 又提出了著名的 "共同土壤" 学说，认为糖尿病、高血压、冠心病是在胰岛素抵抗这个共同的土壤中 "生长" 出来的，即胰岛素抵抗为这些疾病的共同发病原因。"共同土壤" 学说的提出，深入了对胰岛素抵抗综合征的认识，使人们更加清晰地将彼此毫无关系的疾病通过胰岛素抵抗联系到一起，为糖尿病的防治提供了一条崭新的思路。

国际上代谢综合征的诊断标准是什么？

1999 年世界卫生组织的专家对代谢综合征提出的工作定义是：糖调节减损或糖尿病，和 / 或胰岛素抵抗，并伴有另外二项或二项以上的代谢异常组分，如高血压、高甘油三酯血症和 / 或低 HDL–C（低高密度脂蛋白 – 蛋固醇）血症、中心性肥胖或微量白蛋白尿（表 10）。

表 10　1999 年 WHO 定义的代谢综合征

✚ 糖耐量或空腹血糖异常（IGT或IFG）或糖尿病

✚ 胰岛素抵抗

　（由高胰岛素葡萄糖钳夹技术测定的葡萄糖利用率低于下位1/4位点）

　还包括以下2个及以上表现：

✚ 血压　　　　　≥140/90毫米汞柱

✚ 高甘油三酯　　≥1.7毫摩尔/升（150毫克/分升），和/或

　　　　　　　　　　　　　男性：<0.9毫摩尔/升（35毫克/分升）
　　　　　低 HDL-C
　　　　　　　　　　　　　女性：<1.0毫摩尔/升（39毫克/分升）

✚ 中心性肥胖　　男性：腰/臀比（WHR）>0.90

　　　　　　　　女性：> 0.85 和 / 或 BMI > 30 公斤 / 平方米

✚ 微量白蛋白尿　尿白蛋白排泄率≥20微克/分钟或

　　　　　　　　白蛋白 / 肌酐比值≥ 30 毫克 / 克

代谢综合征中的每一项组分都会增加心血管疾病的危险性，合并多种异常时发生心血管病的危险更大。就糖尿病而言，其10年内新发心血管事件的危险与冠心病者相近。

　　2002 年美国国家胆固醇教育计划成人治疗组第三次指南（NCEP-ATP III）也提出了代谢综合征的诊断标准：符合以下 3 个或 3 个以上条件者即为代谢综合征。

　　中心型肥胖：男性腰围 > 102 厘米，女性腰围 > 88 厘米；高甘油三酯血症：甘油三酯 ≥ 150 毫克 / 分升（1.69 毫摩尔 / 升）；低 HDL-C 血症：男性 < 40 毫克 / 分升（1.04 毫摩尔 / 升），女性 < 50 毫克 / 分升（1.29 毫摩尔 / 升）；高血糖：空腹血糖 ≥ 110 毫克 / 分升（6.1 毫摩尔 / 升）；高血压：≥ 130/85 毫米汞柱。美国以此标准对参加第三次全国健康和营养调查（NHANES III）的 8814 例 20 岁以上的美国人进行了代谢综合征患病率的大型流行病学调查，结果发现年龄未校正和校正的代谢综合征患病率分别为 21.8% 和 23.7%。以 2000 年的美国人口计算，约 4 700

万美国人有代谢综合征。

目前国内对代谢综合征的调查和研究如何？

上海第六人民医院内分泌科、上海市糖尿病研究所从 1998 年开始对上海华阳和曹阳社区的居民进行了代谢综合征的流行病学及相关研究。发现上海人群的平均腹围远低于美国人，但是低高密度脂蛋白 – 胆固醇血症（HDL–C）、高血压和高血糖的频率与美国人群相当，而高甘油三酯血症的频率明显高于美国人。在我们研究的成年人群中，1/5 为糖耐量异常（其中 1/10 是糖尿病）、1/3 为超重 / 肥胖、2/5 有高血压、1/2 出现血脂异常、1/11 的人群为代谢综合征。

胰岛素抵抗是代谢综合征的特点之一，而内脏型肥胖对胰岛素抵抗和代谢综合征更具重要的病理生理意义。我们以核磁共振（MRI）测定了 690 人的腹腔内脂肪面积。通常以内脏脂肪面积 100 平方厘米作为判定内脏型肥胖的标准，我们发现即使当 BMI 处于 18 ~ 25 千克 / 平方米的正常范围时，男性和女性的内脏型肥胖也已经分别达到了 17% 和 11%，亦即中国人易发生内脏脂肪积聚。此外，在中国人中内脏脂肪达到 80 平方厘米时的代谢综合征发病率就已与内脏脂肪 100 平方厘米的人群相近。即使在 60 平方厘米时，也有 20% 的人群患糖尿病、30% 的人有高血压、50% 的人出现血脂异常，3 项均有者占 10%。这些提示在中国人内脏脂肪积聚者的常见代谢病发病危险较高。

糖尿病和体脂分布异常与代谢综合征有着密切的关系。我们发现在糖尿病患者中，只有 10% 的患者只患糖尿病，40% 的患者合并高血压或血脂紊乱等代谢异常组分，50% 的人既合并高血压又合并血脂紊乱（图 3）。糖尿病患者的 BMI 增高，校正 BMI 后，糖尿病者既有内脏脂肪的含量明显增高又有股部（大腿）和皮下脂肪明显减少。体脂分布的这种特点不仅与糖尿病相关，还与高血压和血脂紊乱都有联系。亦即糖尿病患者所包含的代谢综合征成分越多，其内脏脂肪也越多，股部皮下脂肪含量则越少。

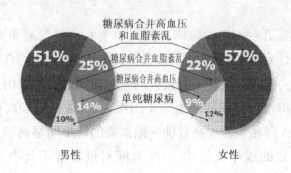

图3　上海地区糖尿病患者合并高血压和／或血脂紊乱的情况调查

体脂影响胰岛素的敏感性。我们发现随着全身和内脏脂肪含量增加，葡萄糖钳夹试验的胰岛素敏感性指数 M 值减小，提示有胰岛素抵抗。此外，我们的研究结果亦表明代谢综合征患者存在明显的胰岛素抵抗，内脏脂肪增加和股部及皮下脂肪减少可能都是胰岛素抵抗的因素。

总之，代谢综合征已经成为社会的沉重负担，严重影响着人们的健康。以内脏脂肪含量增加和外周皮下脂肪减少为特点的中心性肥胖可通过影响胰岛素敏感性而参与胰岛素抵抗的形成和发展。这种现状的出现是多方面原因造成的，同遗传易感性和环境因素，诸如生活方式现代化都有很大的关系。

您能介绍一下适应中国人群的代谢综合征的诊断标准吗?

2004 年 4 月 24 日，中华医学会糖尿病学分会根据全国 8

个大学医院及研究所的研究结果，推出了一个适合中国人群特征的针对代谢综合征的诊断标准建议，即①超重和（或）肥胖BMI ≥ 25.0 公斤 / 米^2。②高血糖：空腹血糖 ≥ 6.1 毫摩尔 / 升，及（或）糖负荷后 2 小时血糖 ≥ 7.8 毫摩尔 / 升，或已确诊为糖尿病并治疗者。③高血压：收缩压 / 舒张压 ≥ 140/90 毫米汞柱，及（或）已确诊为高血压并治疗者。④血脂紊乱：空腹血甘油三酯 ≥ 1.7 毫摩尔 / 升，及（或）空腹血 HDL–C ＜ 0.9 毫摩尔 / 升（男）或＜ 1.0 毫摩尔 / 升（女）。

在由中华医学会糖尿病学分会主办的题为"认识中国人代谢综合征和胰岛素抵抗的特征"的研讨会上，专家指出：由肥胖、高血压、高血糖和血脂水平异常等心血管疾病高危因素组合而成的代谢综合征，可以增加发生糖尿病和心脑血管疾病的发病危险，同时也增加心脑血管疾病的死亡率。而这四种疾病经常"狼狈为奸"，是现代城市人的"死亡四重奏"。专家们呼吁，代谢综合征的"死亡之曲"必须引起医学界和公众的重视。

在新的诊断标准建议中，只要具备"死亡四重奏"中的任何三个或全部组成部分，即可被诊断为代谢综合征。据估计，在中国城市人口中，每 8 个成年人中至少就有 1 个人患有代谢综合征。

怎样防治代谢综合征？

代谢综合征常因"因肥胖而起，因肥胖而终"，因此控制体重常是防治中的重点。

在饮食、运动及糖尿病教育的基础上，应使用减轻胰岛素抵抗的药物，以改善胰岛素抵抗，保护 β 细胞，延缓 2 型糖尿病的进展及大血管并发症的发生、发展，从而降低其病死率。

第九章　相关链接

"世界糖尿病日"探源
——李广智老师与您谈

公元 2 世纪，罗马医生阿莱泰斯对糖尿病做了如下的描述："糖尿病是一种非常可怕的疾病，患者溶化的肌肉和肢体流入尿中，患者不能停止小便，尿流不止，如开了闸门的渡槽。患者的生命是短暂而痛苦的……如果让患者禁水片刻，他们的嘴会变得异常炙热，身体会变得干枯，内脏好像会被烧焦，患者会反复出现恶心、疲劳、烦渴，过不了多久，患者就会死亡……"

1923 年胰岛素问世、使用以前，糖尿病像妖魔一样，疯狂地吞噬着人类的生命。面对这旷日持久的大浩劫，人类只能束手待毙。在那时，糖尿病等于死亡，糖尿病患者的平均生存时间仅 4.9 年。

胰岛细胞与胰腺内某些物质的发现

1869 年德国医学院一位叫朗格汉斯的学生，在胰脏中发现了一些星岛状的细胞，命名为朗格汉斯细胞（即现在的胰岛细胞）。当时只知道这些细胞不会分泌消化液，其他则一无所知。

1889 年德国科学家发现将狗的胰脏摘除后，狗就会发生糖尿病。当初他们认为，狗可能是由于缺少胰腺所分泌的消化酶而发生糖尿病。可是，当他们保留狗的胰腺，而只是将狗的胰腺管结扎，使消化液不能分泌到肠道里的时候，却发现狗并不发生糖尿病。由此他们推论：胰腺内一定存在着一种可能制约糖尿病发生的物质……

班廷发现胰岛素的故事

20 世纪 20 年代初，有一个年轻的加拿大外科医生挺身而出，"上下求索"，寻求征服糖尿病的"法宝"。他历尽艰辛，终获成功。这位勇敢的先驱者就是费里德里克·班廷。

班廷 1891 年 11 月 14 日出生在加拿大的阿里斯顿。他 18 岁那年，以优异的成绩考进了多伦多医学院。班廷大学毕业那年，第一次世界大战正在进行。

战争结束后，他回到了加拿大。为了糊口，他在安大略医学院找了一个实验示范教员的临时工作。

班廷对待教学很认真，每天晚上都在宿舍里十分用心地备课，他力图把实验示范课搞得尽可能深刻、有趣。就在 1920 年 10 月 31 日的凌晨 2 点钟，班廷一直在思考医学文献上记载的糖尿病与胰脏的作用存在着某些关系的问题，久久不能入眠。他推测在健全的胰腺中是否暗藏着某些特殊的物质，它能够促进糖分的新陈代谢。一旦失去了这种物质，代谢作用就要受到阻碍。班廷好像悟出了一些道理：能不能将狗胰脏的导管扎住，使胰脏退化，这样可以使胰岛细胞不受消化液的影响，从而提取仍然健康的胰岛细胞，来使已经全部切除了胰脏而得糖尿病后行将死亡的狗活下去呢？他立即在笔记本上记下了："结扎狗胰管：6～8 周待其退化；将剩余部分取出进行提取。"

这个新的设想让他十分兴奋，几经周折，班廷找到多伦多大学生理系的麦克劳德教授，以求得这位有名的糖代谢权威的支持。经过多次努力，麦克劳德教授终于允许他在大学暑假期间来自己的实验室工作 2 个月，并为班廷提供了 10 条狗，其余的材料自备。麦克劳德教授还给班廷找了一个名叫白斯特的学生做助手。

在阅读了大量有关糖尿病、胰脏以及知名研究者们如何想尽方法仍未能挽救糖尿病患者的书籍资料后。班廷开始了科学实验。然而实验的进展并不顺利，仅在短短的 2 周时间内，由麦克劳德教授提供的 10 条狗中就有 7 条在切除胰脏和结扎胰导管的手术中死亡，而且重新买进的狗也因感染或手术创伤等原因相继死亡。一次一次的失败，并没有动摇班廷的信心，他和白斯特互相鼓励，吸取失败的教训，决心从头开始。经过不懈的努力，实验终于有了重大的进展。他们在 10 条因手术而患上糖尿病的狗身上，共注射了 75 次以上的胰岛提取液，终于发现有一条狗的血液含糖量有了明显的下降，下降到 0.1。这个数字比一条健康狗血液中的含量多不了多少……。

经过反复实验，班廷和白斯特终于发现胰岛提取物具有维持糖尿病狗生命的作用，他们给它取名为"岛素"。然而，为了维持 1 条狗的性命，却用了 5 条狗的胰脏，这就等于杀死 5 条狗使 1 条狗活命，这太不合乎人情。那么怎样才能得到更多的岛素而又不杀死狗呢？班廷想到了屠宰场。不久，他和白斯特从屠宰场带回了 9 只牛的胰脏。决定从中提取可贵的岛素。他们懂得，酸化酒精能抑制对岛素有破坏作用的消化液，因此用酸化酒精来处理牛的胰脏，从而提取所需的岛素。当他们将这些液体注射到一只已经出现糖尿病昏迷的小狗身上时，奇迹发生了。当头几滴液体注入狗的体内，昏迷中的小狗有了反应，血糖也开始下降。当液体注射完毕，世界上第一只从糖尿病昏迷状态里苏醒过来的小狗站起来跑开了。从狗的胰脏中取得的"神奇液体"，就是我们现在使用的胰岛素。1921 年 12 月 30 日报道了他们的研究成果，从而揭开了胰岛素治疗糖尿病的新篇章。

1922 年 1 月班廷第一次使用从牛胰腺中提取的胰岛素，对一个患糖尿病 2 年、已被医生放弃治疗的男孩进行治疗，结果"药到病除"，这位叫路德（Ryder）的 6 岁男孩病情立即好转，不久"痊愈"出院。（路德终身接受胰岛素治疗，活到 1993 年，享年 77 岁。）

全世界为这个划时代的医学成果而欢呼，庆幸人类发现了对付这种可怕疾病的药物。班廷和麦克劳德也一同荣获 1923 年诺贝尔生理学和医学奖。

"世界糖尿病日"的确定

国际糖尿病联盟（IDF）和世界卫生组织（WHO）为了纪念伟大的医学家班廷和他的同事们，于 1921 年 10 月发现并成功地提取了胰岛素，为大大减少糖尿病的病死率所做出的杰出贡献，在 1991 年起将班廷的生日 11 月 14 日命名为"世界糖尿病日"

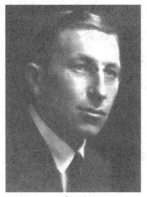 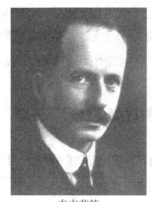

班　廷　　　　　　　　　麦克劳德

（world diabetes day，WDD）。在每年的这个日子，世界各国都开展大规模的糖尿病知识的宣传，以此提醒人们注意目前正在不断增高的糖尿病发病率。在 1996 年还设计了糖尿病日的永久性标志，它是由人们熟知的阴阳图案构成，象征着糖尿病综合疗法各环节和治疗小组成员相互配合协调运作的含义。

纪念"世界糖尿病日"主要为了引起全球对糖尿病的警觉，遗憾的是在人群中了解糖尿病者为数很少。

约有半数的人群尚不能说出糖尿病的症状，约 50% ~ 80% 的糖尿病患者对他（她）们自己的糖尿病病情还是不清楚的。

国际糖尿病联盟希望全球社会各阶层，包括个体、保健人员、政府官员等均应对糖尿病有充分的警觉。现实是，任何人、任何年龄、在任何地点，均存在发生糖尿病的可能性。

自 1994 年和 1995 年以来。我国各地在国际糖尿病联盟和中华糖尿病学会和各省市糖尿病学会或内分泌学会的组织和协调下，每年均大力展开了"世界糖尿病日"的纪念活动，主要通过报刊、宣传资料、广播、电视台、大型糖尿病咨询活动、热线电话以及学术讲座等。以上海为例，在上海市医学会糖尿病学会，上海市糖尿病康复协会的合作下，每年进行了大型糖尿病义务咨询，每次约有 2 000 名患者，包括少数 1 型患者参与。自 1997 年开始，上海市卫生局也将糖尿病的防治作为非感染性慢性病防治工作中的一个主要内容，关心和组织纪念世界糖尿病日的活动，必将使今后的糖尿病防治工作效率更高。

历届"世界糖尿病日"主题

WDD 不仅有正式的纪念日——每年的 11 月 14 日，而且每年均有它的主题和会标。

1991 年糖尿病走向公众

1992 年糖尿病：一个涉及所有国家的所有年龄的问题

1993 年成长与糖尿病

1994 年糖尿病与年老

1995 年糖尿病和教育降低无知的代价

1996 年胰岛素与生命

1997 年全球的觉醒：关键是提高生活质量

1998 年糖尿病和病人的权益

1999 年糖尿病的支出

2000 年新世纪中的糖尿病与生活方式

2001 年努力减轻糖尿病及心血管并发症造成的负担

2002 年糖尿病与你的眼睛：不可忽视的危险因素

2003 年糖尿病与肾病

2004 年糖尿病与肥胖

2005 年糖尿病与足的关注

2006 年糖尿病与脆弱人群

2007 年关心儿童和青少年糖尿病

（2007 年 11 月 14 日联合国已经将"世界糖尿病日"升为"联合国糖尿病日"）

2008 年糖尿病和儿童青少年

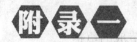

血糖单位数值换算

mg/dl	mmol/L	mg/dl	mmol/L	mg/dl	mmol/L	mg/dl	mmol/L
20	1.11	300	16.65	700	38.85	920	51.06
40	2.22	320	17.76	720	39.96	930	51.62
60	3.33	340	18.87	740	41.07	940	52.17
80	4.44	360	19.98	630	34.97	950	52.73
100	5.55	380	21.09	760	42.18	960	53.28
110	6.11	400	22.20	770	42.74	970	53.84
120	6.66	420	23.31	780	43.29	980	54.39
130	7.22	440	24.42	790	43.85	990	54.95
140	7.77	460	25.53	800	44.40	1 000	55.50
150	8.33	480	26.64	810	44.96		
160	8.88	500	27.75	820	45.51		
170	9.44	520	28.86	830	46.07		
180	9.99	540	29.97	840	46.62		
190	10.55	560	31.08	850	47.18		
200	11.10	580	32.19	860	47.73		
220	12.21	600	33.30	870	48.29		
240	13.32	620	34.41	880	48.84		
230	12.77	640	35.52	890	49.40		
260	14.43	660	36.63	900	49.95		
280	15.54	680	37.74	910	50.51		

注：旧制单位毫克/分升（mg/dl）

新制单位毫摩尔/升（mmol/L）

新旧两种单位数值换算公式：mg/dl × 0.05551=mmol/L

mmol/L × 18.02=mg/dl

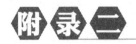

有关计量单位对照表

代 号	中文名	称代号	中文名称
mmol/L	毫摩尔/升	ng/ml	纳克/毫升
μmol/L	微摩尔/升	pg/ml	皮克/毫升
nmol/L	纳摩尔/升	mEq/L	毫当量/升
pmol/L	皮摩尔/升	mmHg	毫米汞柱
mμ/L	毫单位/升	mmH_2O	毫米水柱
μU/L	微单位/升	mOsm/L	毫渗压/升
mg/dl	毫克/分升	kPa	千帕
μg/dl	微克/分升		

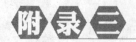

向红丁教授在 2008 年世界糖尿病日
主题报告会上的发言

时间：2008 年 11 月 8 日上午
地点：协和医院北配楼三层多功能厅

各位病友，早上好，11 月 14 号快到了，这一天是联合国糖尿病日，更正一下，以后不再叫世界糖尿病日。这是 2007 年开始正式更名的，从一个民众的行为变成一个联合国各成员国的国家的行为，这是一个档次很高的活动。大家都知道，这一天是发现胰岛素能够治糖尿病的那个人班廷的生日，所以就把他的生日定为糖尿病日。2008 年糖尿病的口号是"关注青少年糖尿病患者"，但是有这个口号并不是说就不关心中老年，因为中老年毕竟还是糖尿病的主体。

青少年糖尿病在中国占 9% 左右，成年糖尿病大概占 90% 左右，所以成年人是糖尿病的主体。但是最近几年，糖尿病越来越年轻化，我见到最小的 1 型糖尿病患者是 8 个月，最小的 2 型糖尿病患者 8 岁。而且另外一个特点是，儿童糖尿病不单单是 1 型的，2 型的糖尿病也挺多。我们在座的人要关注自己的儿子和孙子，不要自己得了糖尿病光关注自己，那不行，因为你的儿子、孙子都有遗传的背景，他们没法摆脱这个遗传背景，也不能怪我们自己。但是不要怕，让他远离糖尿病，远一年是一年，混到 60 岁就是再得了糖尿病也没什么关系。所以我们要关注青少年。

什么叫好的血糖控制？先谈一下我治糖尿病的"三个五"观点。第一，预防糖尿病的五个要点，怎样预防，怎样晚得，特别是子女们，他们年轻的时候就要预防，得的越晚越好，晚一年是一年。第二，治疗糖尿病的五套马车，得了糖尿病也不要紧，能控制好。第三，监测糖尿病的五项达标，其中有一项就是血糖。

预防糖尿病的五个要点。第一，对糖尿病无知，需要多懂一点。我们在座的这些人是久经沙场的老将，知识比较丰富，一般的大夫都不一定比得过咱们。北京市几十万糖尿病病人，也就二三十万人在听这类讲座，多数人还不懂这方面的知识，所以对糖尿病无知是普遍的现象。没得糖尿病以前就准备一些糖尿病的知识，得了以后就知道怎么办。第二，热量摄取过多是造成糖尿病的主要原因，吃的多、肥胖、胰岛素抵抗、胰岛素分泌不足就会导致糖尿病。所以要少吃点儿。第三，现在人们体力活动减少了，要求勤动点儿。原来要求多动点儿，容易想到多动症，所以干脆要求勤动点儿，天天都要活动。第四，心理应激增多，要放松点儿，特别是儿女一代，他们工作压力特别大，心情要放松一点，让他们知道健康是第一，第二是愉快，第三才是工作。第五，在必要的时候，要用点儿药。虽然没有得糖尿病，但是如果血压高就容易得糖尿病，所以高血压患者要注意吃一点儿降压药。

治疗糖尿病的五驾马车。五驾马拉一辆车，包括教育和心理、饮食疗法、体育疗法、药物疗法、病情检测。高血压也是这五驾马车，心情要放松，高血压要少吃盐、要减肥、要吃降压药，吃完药还得量血压，基本现代慢性病治疗都是这五套马车。五匹马拉一辆车，第一个是教育，教育为先导，你要不知道什么是糖尿病、糖尿病的危害是什么是不行的。然后是运动、药物、监测，这都是非常重要的。我本人认为糖尿病的饮食疗法是驾辕之马。糖尿病患者如果能注意好以上几点，做到正常生活、正常工作、享受正常的寿命并不难。

"马拉车"我不是首创者，首创者是焦斯林，这是一个美国人。他在60年前说过一段非常著名的话，"我常把跟糖尿病做斗争的糖尿病病人比作古代战场上的战士，他驾驭的战车是三匹马驾驶的，饮食、运动、胰岛素，驾驭好一匹马需要技巧，驾驶好两匹马需要智慧，要想驾驭好三匹马同时拉车作战，则他必须是一个杰出的的训马师。"谁把三匹马第一次发展到五匹马呢？他是蒋国彦，是一位糖尿病专家，他提出的五套马车包括教育、心理、饮食、运动、药物。我做的惟一贡献就是把教育和心理放在一起，然后又提出了监测。比较巧的是，我第一次提出五套马车的同一年，世界糖尿病日就提出了"五个小球"的理论，和我的"五套马车"不谋而合。一个人要高大，他必须要站在前人的肩膀上，如果没有前人的基础，他自己是不可能提出什么新的理论的。

监测糖尿病的五项达标。实际上糖尿病要达标的项目多着呢，50项达标都有，但是这五项达标是必须要做到的。第一，体重达标，肥胖者需要减肥。第二，血糖达标，血糖高者需要降糖。第三，血压达标，血压高者需要降压。第四，血脂达标，血脂异常者需要调脂。第五，血液黏稠度达标，血液黏稠度高者需要降黏稠度。糖尿病绝不仅仅是血糖的问题，要综合治疗。

我还想提出几个糖尿病医生经常讨论、经常争论不休的问题，我会给出我自己的答案。第一个问题，2型糖尿病有两个问题，一个问题是胰岛素不够，另外一个问题是胰岛素作用差，到底是胰岛素重要，还是胰岛素抵抗重要？第二个问题，糖尿病控制中，空腹血糖重要还是餐后血糖重要？往往有些医生受到药厂的影响，这个药厂支持他，他就说与这个药厂的药有关的那个血糖重要。第三个问题，糖尿病的诊断标准已经降了很多次了，是否还需要进一步下降？第四个问题，是不是所有2型糖尿病都要打胰岛素，是不是打胰岛素越早越好？第五个问题，血糖监测是不是次数越多越好？第六个问题，在治疗过程中，是不是各项指标降得越低越好？

我的答案是什么呢？第一，胰岛素分泌和胰岛素抵抗都重要，不要争来争去，不要受药厂的影响，两者都不能忽略。第二，空腹血糖和餐后血糖也都重要，不可偏废，都要控制好。第三，诊断标准不能降得太低。如果我们把诊断糖尿病的标准定到4毫摩尔/升以上，那么全国50%都是糖尿病人，这对谁有好处？造成人民的恐慌，国家精力大量的耗费，根本没必要。第四，胰岛素使用是很好的一种治疗，很多2型糖尿病患者要认识到胰岛素的重要性，但绝不是每个人都要打胰岛素，我觉得有的需要打有的不需要打，必须要认真判断在什么情况下需要打胰岛素。第五，监测次数当然不是越多越好，能够反映血糖的控制水平就可以了，监测次数多了手指头受不了，经济也受不了，没有必要。第六，各项指标控制水平不是越低越好，太低了不好，控制水平适可而止、过犹不及。这是我个人的观点。

血糖控制要做到适可而止、过犹不及。做到五项达标，第一就是体重要达标。为什么体重要达标呢？因为肥胖有危害，我们医生经常说肥胖百害而惟一利。肥胖有一个好处，肥胖者骨质疏松比较轻，因为他有营养。肥胖者每天负重，比如你超重25公斤，等于每天背一袋面锻炼，骨头不容易骨质疏松；当然人特别重，压得关节都坏了。肥胖者生活很不方便，小孩肥胖都有心理障碍，进取心比较差，总是受人欺负。衣食住行耗费大，穿衣服要费布、坐汽车费汽油。肥胖是多种疾病的基础，肥胖可以造成死亡率的增加，肥胖是人类可以控制的第二个死亡致死原因，第一个可以控制的致死原因是吸烟。不开玩笑地说，美国买保险是要量裤腰带的，裤腰带长的买保险就要多交钱，肚子大肯定容易得病、容易死，赔的机率就要多，所以你胖就要多花钱，否则不卖你保险。多少体重是合适呢？我们可以算一算体重指数，体重除身高的平方。我们要求年轻人不要超重，留点余地，因为年轻人如果超重，中老年以后会变得特别胖；当然中老年人也不能肥胖，体重指数不能超过28。但是老年人也不能太瘦，如果有病有灾，瘦人拖不了几天就脱形了，有点体重应对这种变化还是有必要的，所以也不要太瘦、也不要刻意减肥。还可以用身高减100来算一算，体重不超过身高减100就算合适。还可以量体脂，男的脂肪比较少，女的脂肪比较多，男的脂肪不能超过20%，女的脂肪不能超过30%。还要注意胖在什么地方，胖哪儿都不好，但是胖在肚子上更不好。肚子上的脂肪包围着心脏，太胖容易引起心脏病，肚子胖叫做苹果性肥胖。另外一种肥胖是梨式肥胖，这种肥胖没有包围你重要的脏器，还稍微好一点。腹型肥胖应注意减肥，男性腰围不能超过二尺七，女性不能超过二尺四。但是不能太瘦，体重指数不能低于20，特别瘦的人往往胰岛素缺乏比较厉害。

第二就是血糖达标。高血糖的危害，首先是并发症，急性、慢性并发症都和血糖的关系密切。慢性并发症像眼睛、肾脏、神经病变都和血糖的关系特别密切，对大血管病变也有影响，但是影响小。糖毒性作用，高血糖不仅能引起并发症，还能毒害胰岛，正常的糖是营养，高血糖是毒，为什么2型糖尿病到10年左右很多人都得打胰岛素？因为你不可能把血糖降到正常，高血糖破坏胰岛，最后没有胰岛素了，所以血糖必须要控制好。怎样控制好血糖？我现在用的指标是国际糖尿病联盟的指标。空腹血糖60岁以下的小于110毫克/分升（6.1毫摩尔/升），60岁以上的小于126毫克/分升（7毫摩尔/升）。低血糖会给老年人造成大的伤害，所以对老年人我们定的标准稍微高一些。任何糖尿病患者的血糖都不宜低于4.0毫摩尔/升，以免低血糖症。到4.0毫摩尔/升左右，身体里的胰岛素就不分泌了，如果到3.8毫摩尔/升左右，身体里很多升糖升血压的激素分泌就增多了，这就开始危害人，所以我们定的不要低于4.0毫摩尔/升。

第三就是血压要达标。我们做了一个全国调查，发现所有的并发症都和收缩压有关，血压影响并发症太厉害了，特别是心脑血管并发症，所以必须要控制好血压。血压多少合适呢？60岁以下要求130/80毫米汞柱，60岁以上要求140/90毫米汞柱，60

岁以上的血压不太容易特别低，太低了对他们也有危害，血压太低就容易缺血。但是，血压不宜低于100/60毫米汞柱，以免血管阻塞。

第四血脂要达标。血脂异常的危害也很多，血脂高是造成糖尿病并发症的一个重要原因，容易引发糖脂病。21世纪以来，大家特别关注脂毒性和脂凋亡，血脂最好不高。要是高，最好存在它能够存在的地方，血脂应该存在什么地方？脂肪组织，至少它不会乱跑，不会破坏全身。如果血脂高，跑到动脉里就动脉硬化；跑到肝脏里就脂肪肝；跑到肌肉里造成胰岛素抵抗，肌肉里面的油脂对胰岛素抵抗是非常重要的；跑到胰岛里就造成脂毒性和脂凋亡，中毒的胰岛 β 细胞就像秋天的叶子一样凋谢了，所以就叫脂凋亡。血脂一定要控制好。血脂很难降得很低，我们现在给出的标准是特别低的，胆固醇要小于180毫克/分升（4.5毫摩尔/升），北京协和医院定的最高不能超过5.7毫摩尔/升，但对于糖尿病人来说我们要求是4.5毫摩尔/升以下。但是，血脂也不宜过低，以免造成血管损伤。所以什么都要适可而止、过犹不及，不要降得太低了。

第五，血液流变学指标要达标。糖尿病中血黏度高是一个很重要的问题，血黏度高以后血管就容易堵，堵了就叫做血管并发症，我们要求，血浆黏度不高，血沉不快，纤维蛋白原不浓，红细胞压积、变形性、聚集指数正常。但是血黏度不宜过低，以免造成出血。

什么叫好的血糖控制？至少要达到四个目标。第一，没有高血糖事件，血糖不能太高，不能高过一定的范畴。第二，平均血糖要比较好。第三，血糖波动要比较小。第四，没有低血糖。

什么叫高血糖事件？没人给定义，但是我觉得至少超过15.0毫摩尔/升或者16.7毫摩尔/升，或者270毫克/分升、300毫克/分升以上就叫高血糖。高血糖事件可能会引起急性并发症，当然对慢性并发症也有影响，所以一定要避免高血糖事件。酮症酸中毒、高渗综合征是糖尿病比较严重的高血糖事件。高渗综合征发病率最高的季节就是冬季，特别是春节和元旦之间，为什么这段时间容易发病呢？有三条原因。第一条原因，天气冷，容易感冒，容易诱发急性并发症。第二条原因，比较劳累，两个节一过，迎来送往。第三条原因，可能有的糖尿病人想，我这一年都控制饮食了，过年还不让我消停消停，趁机吃点甜的吧。而且对这种病切勿诊断为脑血管病变，老人没有糖尿病病史，只是昏迷、偏瘫，医生一问平时有什么病，没什么病，就是有点瘦，如果不诊断为高渗综合征，很可能会被诊断为脑血管病变，这样医生会给你输点糖，输糖血糖就更高了。所以，老年人不管什么病，要先查血糖。

平均血糖要比较好。糖化血红蛋白（HbA_1c）是血糖与血红蛋白慢性、不可逆、非酶结合产物，能够反映前 2 ~ 3 个月平均血糖控制情况，它的波动比较小，又不受吃饭与运动的影响，是血糖控制的金指标，但是不能反映血糖的波动。我们可以拿糖化血红蛋白推算平均血糖，平均血糖 =$2 \times HbA_1C$-4.3，糖化血红蛋白为 7%，平均血糖就是 9.5 毫摩尔 / 升左右。糖化血红蛋白是一个平均血糖水平，肯定与并发症关系密切，我建议大家经常查，最好两三个月查一次。糖化血红蛋白越高并发症越多，所以这是一个反映并发症很好的指标。糖化血红蛋白越高，空腹血糖对糖化血红蛋白造成的影响越大；糖化血红蛋白越低，餐后血糖对糖化血红蛋白的影响越大。也就是说，如果糖化血红蛋白比较低的时候，主要关注饭后血糖。

人的血糖不可能不波动，像血压、心跳一样，都不可能是固定的。血糖波动与并发症关系密切。血糖肯定是要波动的，这种波动跟五套马车中的五匹马都有关，受教育心理、饮食、运动、药物的影响，血糖监测也是很重要的，如果监测次数特别少，你很难了解血糖高与低。另外还有其他的刺激因素，比如生活、工作、疾病。我们希望病人的血糖波动比较小。两个人的糖化血红蛋白都是 6.5%，但实际上两个病人的情况不一样，一个人血糖波动比较小，一个人血糖波动比较大，波动大的这个人肯定并发症比较厉害。血糖波动同时具有高血糖和低血糖的危害，双重应激造成血压波动，加剧氧化应激，损伤内皮细胞。血糖波动促进大血管及微血管并发症的发生与发展。必须要注意，血糖波动不能太大。

我们现在用什么衡量血糖波动呢？可以用 SDBG，就是平均血糖的标准差，这是一个计算方法，算血糖波动的幅度有多大。血糖标准差大概是血糖平均值的八分之一、七分之一、六分之一，这是比较正常的，正常人血糖波动较小，所以血糖标准差比较小。糖尿病血糖波动比较大，所以他们的这个标准差就比较大。我们要求糖尿病人的标准差不要超过平均数的一半。比如这个人的平均血糖是 4.8 毫摩尔 / 升，我希望血糖标准差不要超过 2.4 毫摩尔 / 升，超过 2.4 毫摩尔 / 升就说明血糖波动比较大。理想的血糖标准差不要超过平均数的三分之一，如果平均血糖是 4.8 毫摩尔 / 升，理想的血糖标准差是不要超过 1.6 毫摩尔 / 升，但实际上 1 型糖尿病人要做到这个理想标准差是很难的。

血糖波动对病人不利。血糖越高、波动越大，病人活得越短。血糖高和血糖波动都会影响寿命，但是血糖波动更容易影响寿命。

糖尿病病人不能低血糖。什么叫低血糖？正常人是 2.8 毫摩尔 / 升以下，2 天内足月新生儿是 1.8 毫摩尔 / 升以下，糖尿病病人低于 4.0 毫摩尔 / 升，就是低血糖。血糖不要太低，血糖在 4.6 毫摩尔 / 升以下，胰岛素分泌减少，3.8 毫摩尔 / 升以下，升糖、升压的激素增高，3.0 毫摩尔 / 升以下神经功能障碍，2.8 毫摩尔 / 升以下认知功能障碍，血糖低于 1.5 毫摩尔 / 升意识减弱。

糖尿病低血糖的诱因包括药物过量，使用方法不当，长效、强效磺脲药多见，饮食不当，少食、不食、延迟进食、未加餐、体力活动过多，血糖监测不及时。低血糖对糖尿病患者的危害很大。1 型糖尿病患者中至少 4% 是死于低血糖。低血糖能够引起神经、眼底和肾脏病变的加重，还会影响正常的生活、工作。糖尿病患者不适合做职业的驾驶员，也不适合攀高等工作。低血糖能够造成心率增加、心肌缺血、心绞痛、心肌梗死以至猝死。低血糖可显著减少玻璃体中的葡萄糖水平，加剧缺血视网膜的损伤，严重低血糖可出现眼压突然下降，引起动脉破裂、出血。急性低血糖减少约 22% 的肾血流量，降低 19% 的肾小球滤过率，加剧肾脏损害，低血糖的程度和危险因素的多少还影响慢性肾脏病人的死亡率。

血糖自我监测能更好地了解血糖水平，减少血糖波动对身体造成的损害，及时发现并处理低血糖症。血糖监测是控制好血糖的一个基础。1 型糖尿病应该每日 3 次，2 型糖尿病也应该有足够的监测次数，以利于获得良好的血糖控制情况。对刚开始治疗的病人和改变治疗方案的病人，血糖监测的频率应该高于平常的监测次数。我本人同意，1 型糖尿病和 2 型糖尿病人均应具有足够的监测次数，以利于获得良好的血糖控制情况。低血糖的时候，应该加强监测。

监测血糖需要注意的问题。空腹血糖和餐后血糖都重要，建议家里备有血糖仪。最好在家里自己测空腹血糖，到医院测血糖很容易时间不准，为了到医院测血糖，到八点多还没有吃饭，容易造成空腹血糖不准。提倡定期监测每日 4 次或者 7 次的血糖谱，但不需要天天测，大概一个礼拜测一天，这一天把空腹血糖、早餐、午餐、晚餐前的血糖都查查。血糖监测要因人而宜、因血糖而异。病人应该多久监测一次血糖呢？不一定。要根据病人与病型，1 型波动大，应较为频繁。要根据血糖的水平及其变化，血糖越差，变化越大，测的应越勤。要依据治疗的变化而改变，还要参考经济状况与其他条件。

最后，对今天讲课的内容做一下小结。血糖水平是糖尿病及其并发症防治的重要指标。糖化血红蛋白是反映平均血糖水平的金指标，但难以反映血糖波动。血糖波动对大血管、微血管和神经病变的发生与发展密切相关。要关注高血糖及低血糖事件对糖尿病患者造成的危害。我们的目标是使所有的糖尿病儿童正常生长发育，让所有糖尿病患者不得并发症，让所有的糖尿病患者不残废、不早亡，一块好好活到80岁，争取突破103岁。103岁是陈立夫活的岁数，四大家族的陈立夫得了糖尿病还能够活到103岁，我希望我们在座的糖尿病患者能够活到104岁。

附录四

名医简介
（按姓氏汉语拼音排序）

陈灏珠（中国工程院院士，上海市心血管病研究所所长、教授）

陈名道（上海交通大学医学院附属瑞金医院、上海市内分泌研究所
　　　　教授，《中华内分泌代谢杂志》副总编辑）

陈向芳（上海医学会内分泌学会委员，第二军医大学长征医院内分泌
　　　　科副教授）

邓伟吾（中华医学会呼吸病学分会顾问，上海交通大学医学院附属瑞
　　　　金医院感染病和呼吸病研究所所长、呼吸科终身教授）

范建高（中华肝病学会脂肪肝和酒精肝病学组副组长，上海交通大学
　　　　附属第一人民医院脂肪肝诊治中心主任、教授）

冯　波（中华医学会糖尿病学会委员，上海医学会糖尿病学会副主任
　　　　委员，上海同济大学附属东方医院内分泌科主任、教授）

郭冀珍［中国健康教育协会高血压健康教育（上海）中心主任，上海
　　　　交通大学医学院附属瑞金医院高血压科教授］

何立群（中华中医药学会肾病分会副主任委员兼秘书长，上海中医
　　　　药大学附属曙光医院肾内科主任）

胡大一（首都医科大学心血管病研究所所长，北京大学人民医院心
　　　　血管疾病研究所所长、心脏中心主任）

胡仁明（中华医学会糖尿病学会常务委员，上海市糖尿病学会副主任
　　　　委员，复旦大学附属华山医院内分泌科主任、教授）

纪立农（中华医学会糖尿病学会前任主任委员，《中华糖尿病杂志》主编）

贾伟平（中华医学会糖尿病学会候任主任委员，上海医学会糖尿病学
　　　　会前任主任委员，上海市第六人民医院院长，上海市糖尿病
　　　　研究所所长）

李广智（上海市药理学会科普专业委员会委员，中国科学院上海药物研究所《家庭用药》杂志副主编）

廖二元（中华医学会内分泌学会副主任委员，中南大学代谢内分泌研究所所长，中南大学湘雅二医院内分泌科主任、教授）

林善锬（中华医学会肾病学会名誉主任委员，复旦大学附属华山医院肾病科终身教授）

刘志民（第二军医大学附属长征医院内分泌科主任，上海医学会内分泌学会主任委员、教授）

陆广华（上海医学会内分泌学会委员，上海交通大学医学院附属仁济医院内分泌科主任、教授）

陆菊明（中华医学会糖尿病学会副主任委员，全军内分泌学会主任委员，解放军总医院内分泌科教授、主任医师）

吕传真（中华医学会神经病学会主任委员，复旦大学神经病研究所所长）

罗邦尧（上海市内分泌学会名誉主任委员，上海交通大学医学院附属瑞金医院内分泌科教授）

彭志海（上海医学会普外科学会副主任委员，上海交通大学附属第一人民医院副院长、普外科主任、教授）

钱荣立（中华医学会糖尿病学会名誉主任委员，北京医科大学第一临床学院内分泌科教授，北京大学糖尿病中心名誉主任，《中华糖尿病杂志》总编辑）

沈水仙（国际青少年糖尿病学会会员，复旦大学附属儿科医院内分泌科教授）

沈稚舟（《中华糖尿病杂志》编委，复旦大学附属华山医院中美-协和高等病院主任、教授）

王宝玺（中华医学会皮肤科学会北京分会副主任委员，中国医学科学院北京协和医院皮肤科主任、教授）

翁建平（中华医学会糖尿病学会主任委员，广州中山医科大学附属三院副院长）

吴增常［上海市内分泌、糖尿病学会顾问，同济大学附属上海第十人民医院（原称铁路医院）内分泌科教授］

朱禧星（复旦大学内分泌糖尿病研究所名誉所长，复旦大学附属华山
　　　　医院终身教授）

邹大进（中华医学会糖尿病学会副主任委员，上海医学会糖尿病学会
　　　　主任委员，第二军医大学长海医院内分泌科主任、教授）

邹俊杰（中华中医药学会络病学会委员，上海医学会内分泌学会委员，
　　　　第二军医大学长征医院内分泌科副教授）

左静南（上海内分泌及糖尿病学会顾问，上海交通大学医学院附属新
　　　　华医院内分泌科教授）